Landmarks for
Peripheral Nerve Blocks

그림으로 보는

신경차단 매뉴얼

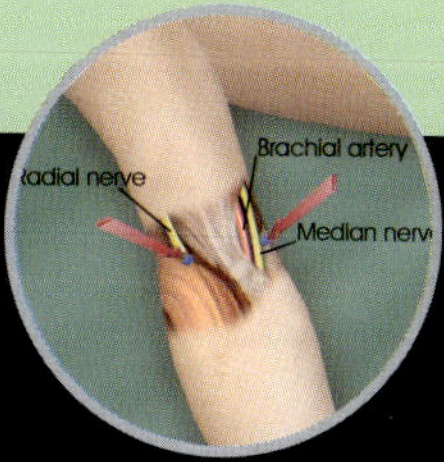

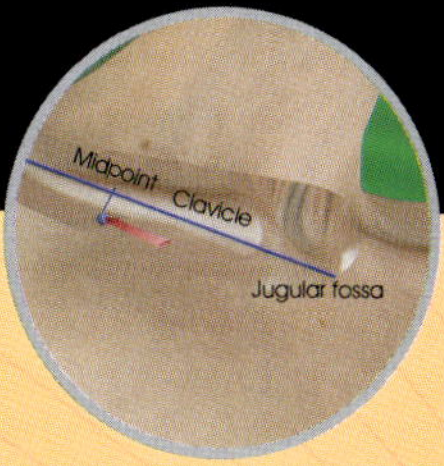

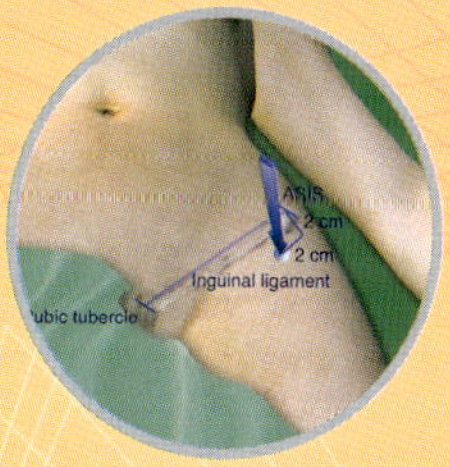

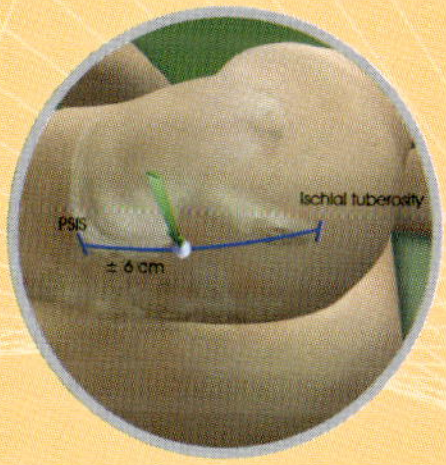

Didier A. Sciard
Maria E. Matuszczak
김 경 태 옮김

신흥메드싸이언스

그림으로 보는

신경차단 매뉴얼

2012년 1월 발행

지 은 이 : Didier A. Sciard, Maria E. Matuszczak
옮 긴 이 : 김 경 태
발 행 인 : 홍 성 혁
발 행 처 : **(주)신흥메드싸이언스**
편 집 : 인 선 남
디 자 인 : 서 은 미
주 소 : 서울시 영등포구 양평동 3가 15-1번지
월드메르디앙 비즈센터 501호
등록번호 : 제318-2007-000077호
전 화 : 02) 2165-8670~4
팩 스 : 02) 2165-8675
홈페이지 : www.shmed.co.kr

I S B N : 978-89-6498-019-4 93510
정 가 : 18,000원

역자서문

보기에는 간단해 보여도 책의 내용이 알알이 알곡이 차있는 책이 있는가 하면 부피는 많아도 임상에 도움이 되는 내용은 크지 않은 경우가 있습니다.

말초신경차단을 위한 포켓북은 책의 부피에 비하여 내용면에서 임상에 도움이 되는 정보가 알차게 들어 있어서 환자를 치료하는 임상의사들이 쉽게 찾아 볼 수 있을 것입니다.

또한 이 포켓북에서는 많이 사용하는 신경들의 해부학, 기준점, 신경자극 시 나타나는 특정 근육의 수축, 신경차단 시 접근법, 부작용 등이 간략하게 소개되어 있습니다.

하루를 마무리하며 석양에 물든 파도가 진료실을 삼키고 미소 짓는 평화를 선물할 때 좋아지는 환자에 희망을 담아 빛이 인도하는 세상으로 여행을 떠났으면 합니다.

M.D. 김 경 태

저자서문

본 포켓북은 일반 아틀라스 책이나 부위마취 교재를 대체하기 위해 만들어진 것은 아니지만, 휴대하면서 마취과의사들의 기억을 상기시켜주는 데 도움이 될 것이다.

본서는 기준점(landmark), 해부학적으로 고려해야 할 사항, 시술에 중점을 두었다.

부위마취는 마취 테크닉으로써 단독으로 쓰일 수도 있고, 수술 후 통증관리를 위한 전신마취와 병용하여 사용될 수 있다.

모든 마취 테크닉은 가장 바람직하고, 안전한 방법으로 최상의 시술 조건을 만들어, 환자를 위해 시행되어야 한다.

"새로운 과학적 진리는 반대자를 납득시키거나 그 빛을 보게 함으로써 승리를 얻는 것이 아니라, 반대자들이 마침내 죽은 뒤, 새로운 세대가 그 빛에 친숙해짐으로써 얻어지는 것이다."

Max Planck(1858~1947)

Didier A. Sciard

Maria E. Matuszczak

차 례

신경자극의 원칙

적절한 위치와 장비

- 표준 ASA 모니터가 있는 실내.
- 즉각적으로 심폐소생을 할 수 있는 약제와 장비.
- 점검된 장비.
- 전류의 강도는 5 mA까지 조절 가능하고, 주파수는 1~2 Hz(초당 1~2의 박동), 임펄스 지속시간은 0.1~1.0 msec(운동신경자극은 0.1~0.3 msec, 감각신경자극은 1.0 msec)인 신경자극기.
- 2.5, 5, 10, 15 cm의 절연바늘.
- 5, 10, 15 cm의 유도바늘(introducer needle)이 있는 카테터 세트.

신경자극 테크닉

- 신경자극기와 연결 케이블이 제 기능을 하는지를 점검한다.
- 바늘 자입을 위한 피부 소독(skin prep)과 국소 침윤(local infiltration)
- 피부전극(skin electrode)과 바늘 사이의 거리는 최소한으로 한다.
- 피부천자 후 강도(intensity)를 0.3 msec에서 1.5 mA까지 서서히 증가시킨다.
- 3축을 찾는다(P.IX의 그림 참조)
- 첫 번째 수축(twitch)을 찾은 후 임펄스 지속시간을 0.1 msec까지 줄인다. 그리고, 신경을 최소의 자극 강도(0.5 → 0.3 mA)로 접근시키는 동안 강도(mA)는 서서히 줄인다.
- 혈액을 흡인한다.

- 국소마취제를 1 mL 주사 후 운동성 반응은 감소하고, 강도를 늘리면 운동 반응은 되돌아온다.
- 주사하는 동안에는 저항이나 통증이 없어야 한다.
- 천천히 나눠서 주사한다.

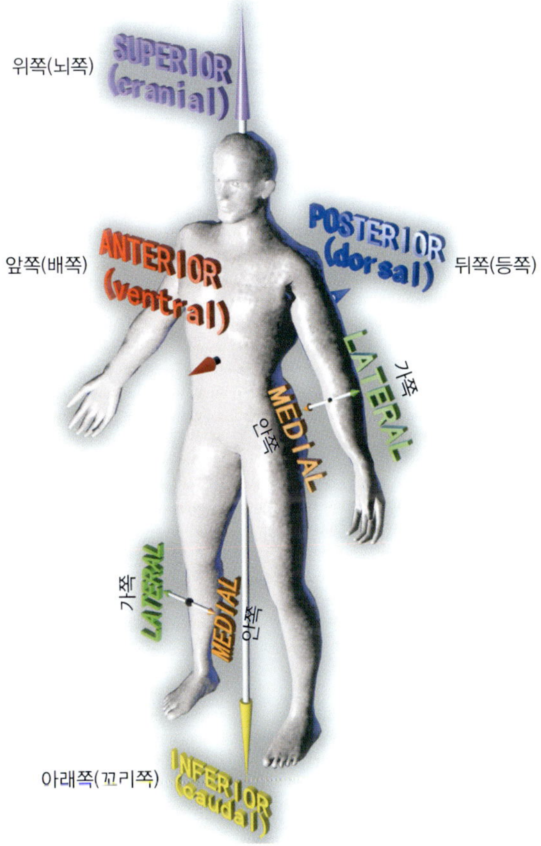

용어 정리

- **위쪽〔superior, 뇌쪽(cranial)〕**: 머리쪽
- **아래쪽〔inferior, 꼬리쪽(caudal)〕**: 발쪽
- **앞쪽〔anterior, 배쪽(ventral)〕**: 몸의 앞쪽
- **뒤쪽〔posterior, 등쪽(dorsal)〕**: 몸의 뒤쪽
- **안쪽(medial)**: 중앙
- **가쪽(lateral)**: 중앙면에서 먼쪽
- **뒤침(supination)**: 손바닥이 앞쪽을 향하도록 노뼈(radius)의 장축을 회전
- **엎침(pronation)**: 손바닥이 뒤쪽을 향하도록 노뼈(radius)의 장축을 회전
- **모음(adduction)**: 중앙으로 이동
- **벌림(abduction)**: 중앙에서 멀어지게 이동

팔의 기준점

Upper Extremity Landmarks

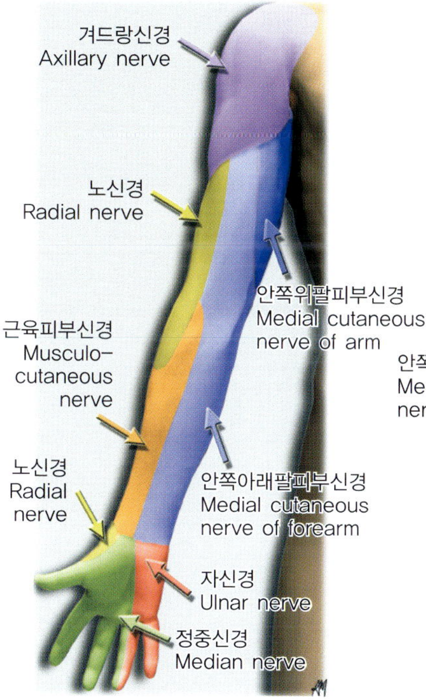

앞모습

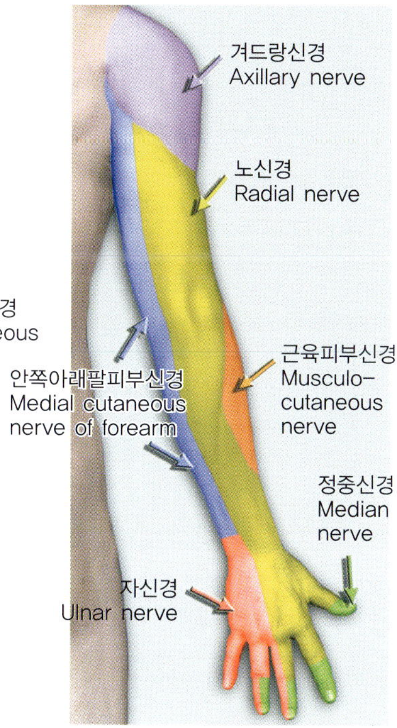

뒤모습

피부분절 dermatomes

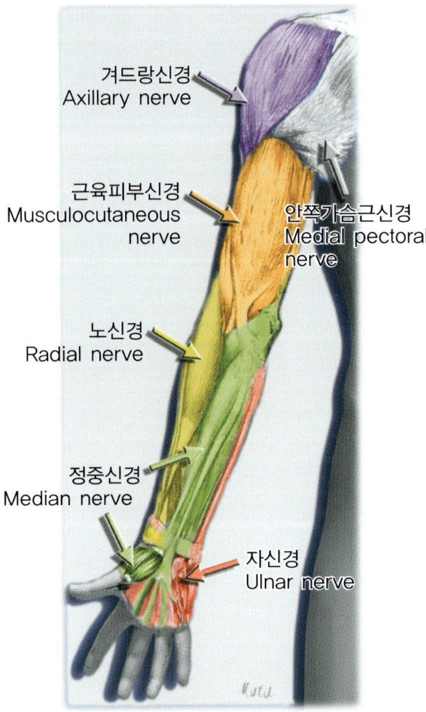

앞모습

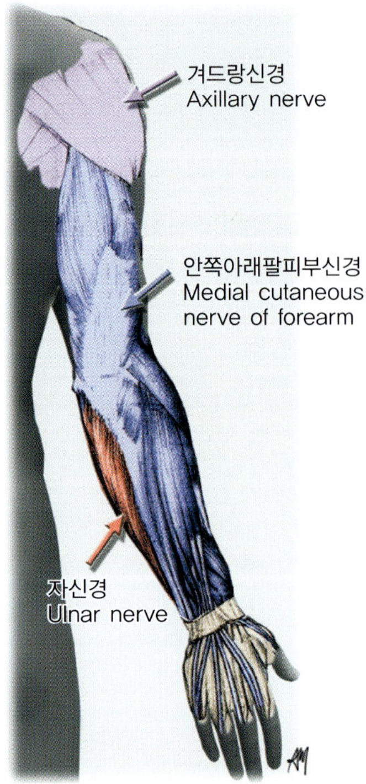

뒤모습

근육분절 myotomes

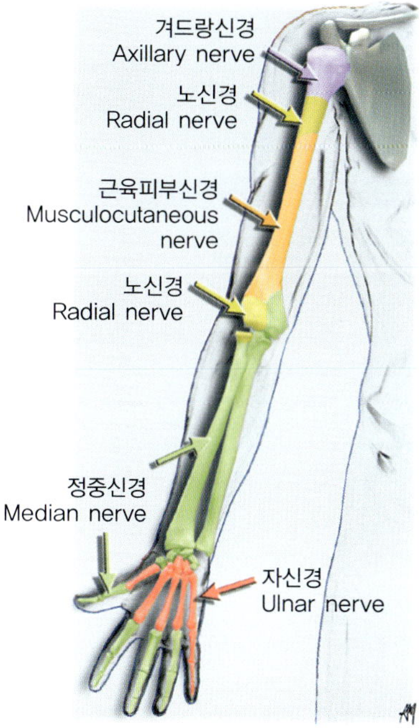

앞모습

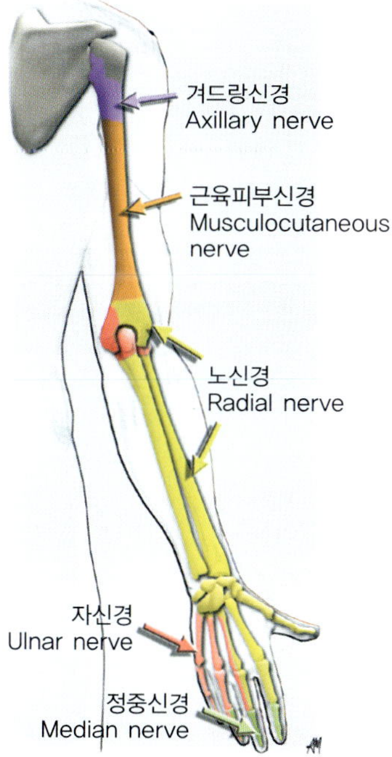

뒤모습

뼈분절 sclerotomes

팔신경얼기차단
Brachial Plexus Block

- C5~T1의 앞쪽 첫 번째 신경가지에서 형성.
- 5개의 신경뿌리, 3개의 신경줄기, 3개의 신경다발, 5개의 신경으로 구성.
- 3개의 신경줄기: 중간목갈비근(scalenus medius)의 앞과 앞목갈비근(scalenus anterior) 뒤의 목갈비사이 공간(interscalene space)에 위치하며 위쪽(C5, C6), 중간(C7), 아래쪽(C8, T1)의 3개의 신경줄기로 구성.
- 줄기는 첫째갈비(first rib)의 가쪽모서리와 빗장뼈(clavicle)의 아래를 지난다. 각각의 줄기(위, 중간, 아래)는 앞가지와 뒤가지로 나뉘며, 다발을 형성하기 위해 다시 합쳐진다.
- 겨드랑동맥(axillary artery) 주변의 세 가지 신경다발:
  - 가쪽신경다발(lateral cord): 정중신경과 근육피부신경 가쪽부위
  - 안쪽신경다발(medial cord): 정중신경, 자신경, 안쪽아래팔피부신경, 안쪽위팔피부신경의 안쪽부위
  - 뒤쪽신경다발(posterior cord): 겨드랑신경과 노신경

겨드랑신경 axillary nerve

A
- 목뼈 C5, C6
- 겨드랑동맥(axillary artery) 1/3 부위의 뒤쪽
- 위팔뼈 외과목(surgical neck of humerus)의 가쪽을 지난다.
- 뒤가지는 위팔의 위가쪽신경으로 뻗는다.

S
- 어깨의 피부신경분포
- 어깨세모근(deltoid)
- 어깨관절(shoulder joint)

N
- 어깨세모근의 수축

A 해부학 **S** 외과적 신경지배 영역 **N** 신경자극

근육피부신경 musculocutaneous nerve

A • 목뼈 C5, C6

S • 아래팔 가쪽부위의 피부신경 분포

• 위팔의 배쪽 근육조직

N • 두갈래근(biceps)의 수축으로 인한 아래팔의 굽힘(긴갈래, 짧은갈래)

• 노쪽 자극(radial stimulation)으로 인해 생길 수 있는 혼란과 구분한다.

! 노쪽에 분포되어 있는 손뒤침근(supinator muscle)과 위팔노근(brachioradialis muscle)의 수축은 아래팔에 *굽힘과 뒤침*을 일으킨다.

A 해부학 **S** 외과적 신경지배 영역 **N** 신경자극

노신경 radial nerve

A

- 목뼈 C6, C8
- 겨드랑동맥(axillary artery)과 위팔동맥(brachial artery)의 뒤쪽
- 깊은위팔동맥(profunda brachii artery)과 함께 세갈래근(triceps)의 긴갈래와 안쪽갈래 사이를 주행한다.
- 노신경은 겨드랑이를 벗어나기 전 위팔 뒤쪽 피부에 분포한 뒤위팔피부신경(posterior cutaneous nerve of arm)을 통과한다.
- 뒤아래팔피부신경(posterior cutaneous nerve of forearm)은 아래팔 뒤쪽 피부에 분포한다.
- 노신경깊은가지(deep radial branch)는 아래팔 근육조직과 손목뼈 뒤부위에 분포한다.
- 얕은노신경(superficial radial nerve)은 해부학적 코담배갑(snuff box) 힘줄을 지나고, 손등의 앞피부가지에서 끝난다.

S
- 피부신경은 위팔과 아래팔의 뒤쪽, 손의 뒤가쪽부위에 분포한다.
- 폄근(어깨 아래부위 위팔의 등쪽 근육조직)
- 노자관절(radioulnar joint)과 손목관절(wrist joint)

N
- 아래팔의 폄(extension)과 뒤침(supination)
- 손목과 손가락의 폄
- 엄지의 벌림과 폄

정중신경 median nerve

A

- 목뼈 C6, 등뼈 T1
- 정중신경은 겨드랑동맥의 가쪽에 있고, 위팔뼈의 중간 지점에서 동맥과 교차하기 전의 위팔동맥(brachial artery) 가쪽에 있다.
- 팔꿉관절(elbow joint) 위에서 신경가지를 분지한다(노자관절의 위): 위팔뼈작은머리(capitulum of humerus), 노갈래(radial head), 위팔뼈위도르래(epitrochlea of humerus)
- 아래팔부위에서 엎침근(pronator muscle)가지를 통과한다(앞뼈사이신경은 종말가지 중 하나이다).
  - 원엎침근(pronator teres muscle)의 두 갈래 바로 아래에서 기시한다.
  - 얕은손가락굽힘근(flexor digitorum superficialis)의 수축=근위지간 관절(proximal interphalangeal joint)의 굽힘, 두번째손허리손가락관절(secondary metacarpophalangeal joint)의 굽힘, 손목의 굽힘
  - 깊은손가락굽힘근(flexor digitorum profundus)의 수축(*60~70% 정중, 30~40% 자쪽*)=먼쪽손가락뼈사이관절의 굽힘, 몸쪽IP의 둘째굽힘, 손허리손가락관절(MCP)과 손목

S

- 팔꿉관절(노자관절)
- 손바닥피부의 피부신경분포
- 아래팔의 배쪽 근육조직(굽힘근, 엎침근)
- 손목관절과 아래노자관절 (손목뼈 앞부위에 감각 공급)

N
- 손가락과 손목의 굽힘
- 손목의 엎침
- 엄지의 맞섬(짧은엄지모음근과 엄지맞섬근)

A 해부학　S 외과적 신경지배 영역　N 신경자극

마틴-그루버 신경문합(Martin-Gruber Anastomosis)

아래팔에서 정중신경과 자신경의 신경문합(anastomosis)으로 환자의 20%에서 존재

정중신경과 자신경자극은 손가락에 동일한 굽힘을 주지만(마지막 두 손가락의 굽힘, 엄지의 모음), *손목의 모음과 굽힘*은 자신경자극으로부터 독자적으로 일어난다(자쪽손목굽힘근에서는 신경문합이 없다).

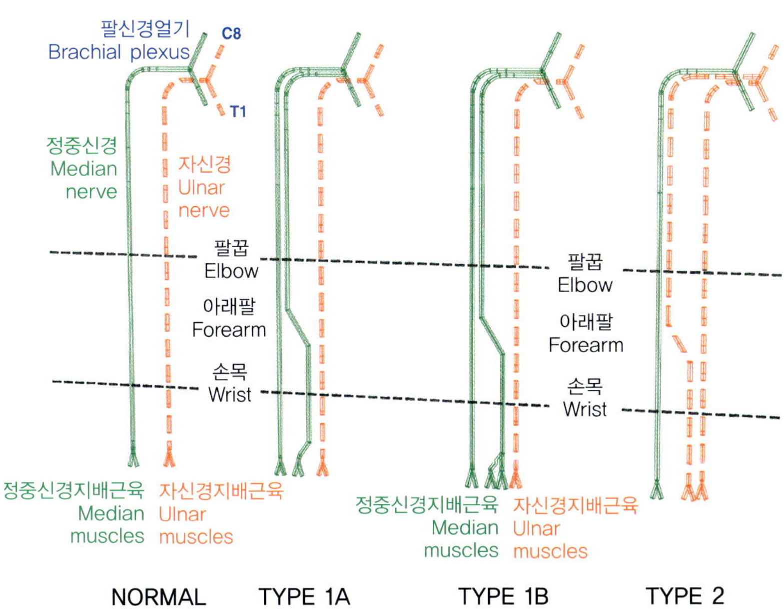

자신경 ulnar nerve

A
- 목뼈 C8, 등뼈 T1
- 겨드랑동맥과 위팔동맥의 안쪽에 위치
- *팔꿉관절위*에서 신경가지를 분지한다: 팔꿈치머리(olecranon), 위팔뼈의 안쪽위관절융기(medial epicondyle of humerus)
- 콩알뼈(pisiform bone)에서 종말가지로 나뉜다.
- 발등피부가지(dorsal cutaneous branch)는 몸쪽으로 5 cm 지점의 손목에서 기시해서 자쪽손목굽힘근(flexor carpi ulnaris)의 심부를 지난다.

S
- 손 안쪽부분의 피부신경분포
- 손의 배쪽 근육조직
- 깊은종말가지: 손목관절, 뼈사이근, 벌레근, 짧은엄지모음근, 짧은엄지굽힘근

N
- 엄지와 새끼손가락의 모음
- 새끼손가락과 엄지에 의한 동작
- 손목의 모음과 엎침
- 마틴-그루버 신경문합(정중신경 참조)

A 해부학 **S** 외과적 신경지배 영역 **N** 신경자극

Tip:

- 팔꿉관절의 신경분포=노신경, 정중신경, 자신경
- 손목관절의 신경분포=노신경(뒤뼈사이신경), 정중신경, 자신경 (깊은종말가지)
- 안쪽위팔피부신경, 안쪽아래팔피부신경은 안쪽신경다발에서 기시한다(C8~T1 뿌리).

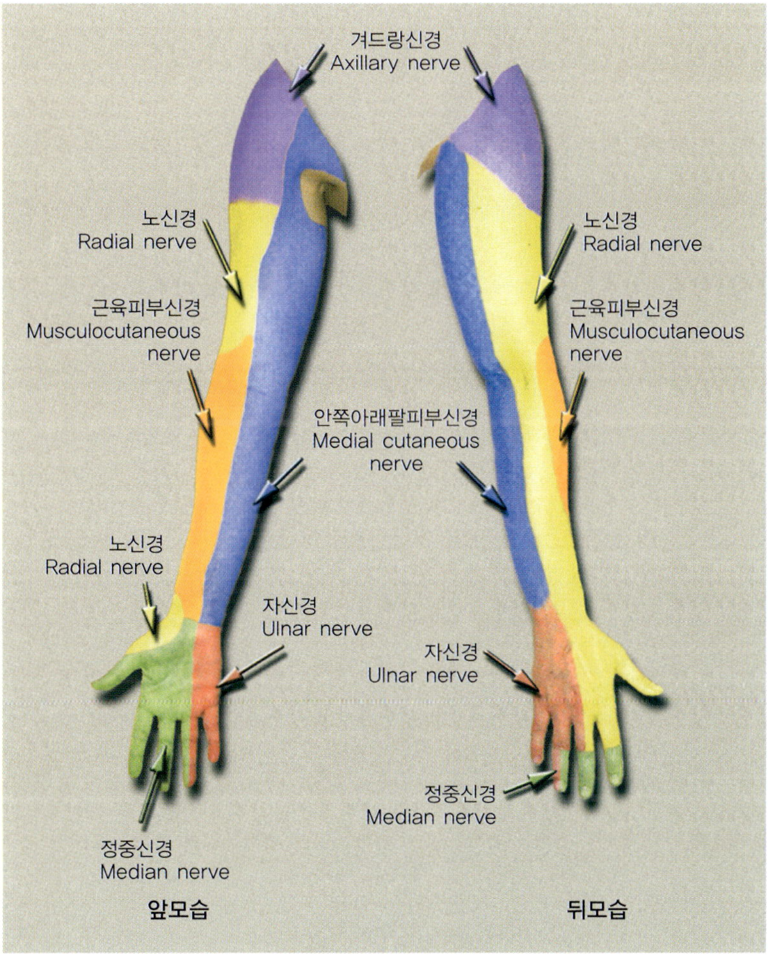

팔의 피부분절

목갈비근사이접근법 interscalene approach

환자자세: 약간 머리를 반대쪽으로 돌린 바로누운자세

기준점:

- 목빗근(SCM)의 빗장뼈(clavicular) 가쪽모서리 연결선
- 갑상연골(thyroid cartilage)과 반지연골(cricoid cartilage, C5~C6) 사이 연결선
- 위 두 연결선의 교차점

Tip:

- 1~2 inch 바늘
- SCM의 빗장뼈는 환자에게 손을 들게 하면 쉽게 확인할 수 있다.
- SCM의 가뒤쪽과 SCM을 덮고 있는 바깥목정맥(external jugular vein)이 자입점이다. 팔신경얼기(brachial plexus)는 앞목갈비근과 중간목갈비근의 사이인 SCM의 빗장뼈머리의 가쪽모서리에 있다.
- 바늘을 45도 각도로 해서 꼬리, 뒤쪽, 안쪽을 향하게 한다.
- 바늘 끝이 뒤쪽으로 너무 깊게 들어가면, 등쪽어깨신경(dorsal scapular nerve)의 자극을 받은 어깨올림근(levator scapulae muscle)의 수축을 세모근(deltoid) 수축으로 혼동할 수 있기 때문에 구분하기 위해 어깨뼈 위에 한 손을 올려놓는다.
- 척추앞근막(prevertebral fascia) 뒤에 있는 앞목갈비근(scalenus anterior muscle) 가쪽모서리를 지나는 가로막신경(phrenic nerve)자극으로 생긴 *가로막(diaphragm) 수축*은 바늘 끝이 *앞쪽으로 너무 깊게* 들어갔다는 의미이다.
- C8, T1(정중신경, 자신경)뿌리는 본 접근법으로는 부분적으로 차단되거나 차단되지 않는다.

- 지속적인 목갈비사이차단(interscalene block)을 위해서 카테터를 삽입할 수 있다.
- *부작용*: 호너 증후군〔Horner's syndrome, 별신경절차단(stellate ganglion block)〕, 쉰 목소리〔hoarse voice, 되돌이후두신경(recurrent laryngeal nerve)〕, 같은쪽 가로막의 100% 마비〔가로막신경(phrenic nerve)〕
- *발생할 수 있는 증상*:

경상(minor)=삼키기 어려움(되돌이후두신경)

중상(major)=전 척추마취(total spinal anesthesia), 척추동맥내(vertebral artery) 주사

부작용을 방지하기 위해 시험 용량(3~5 mL)을 주고 천천히 나눠서 주사(10 mL/30 sec)해야 한다.

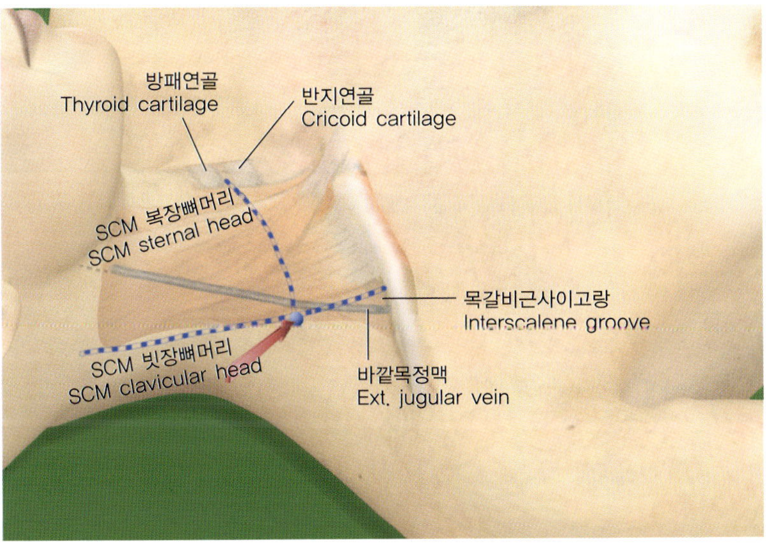

목갈비근사이접근법 interscalene approach

빗장위접근법 supraclavicular approach

환자자세: 팔을 몸에 붙이거나 아래팔을 몸쪽으로 굽힌 바로누운자세

기준점:

- SCM 빗장뼈머리의 가쪽모서리 연결선
- 빗장뼈 연결선
- 상기 두 선의 교차점
- 빗장위오목(supraclavicular fossa) 속의 빗장밑동맥(subclavian artery)

Tip:

- 2 inch 바늘(얼기의 위치는 2~4 cm 깊이)

고전적 접근법(classic approach):

- 빗장밑동맥의 뒤가쪽이 바늘을 자입할 지점이다.
- 첫번째갈비 방향으로 바늘을 목과 평행하게 잡는다.

추를 이용한 수직 접근법(plumb bob technique):

- 빗장뼈(clavicle) 위의 자입점에서 SCM 뒤가쪽이 자입점이다.
- 바늘은 목과 수직이게 잡고, 30도 각도로 꼬리쪽으로 향하게 한다.
- *손 운동을 유도하는 신경자극은 중요하다*(노신경, 정중신경, 자신경).
- 팔근육의 수축은 충분하지 않다.
- *발생할 수 있는 증상*: 바늘이 너무 안쪽이나 뒤쪽으로 향했을 때 기흉(pneumothorax)이 생길 수 있다.

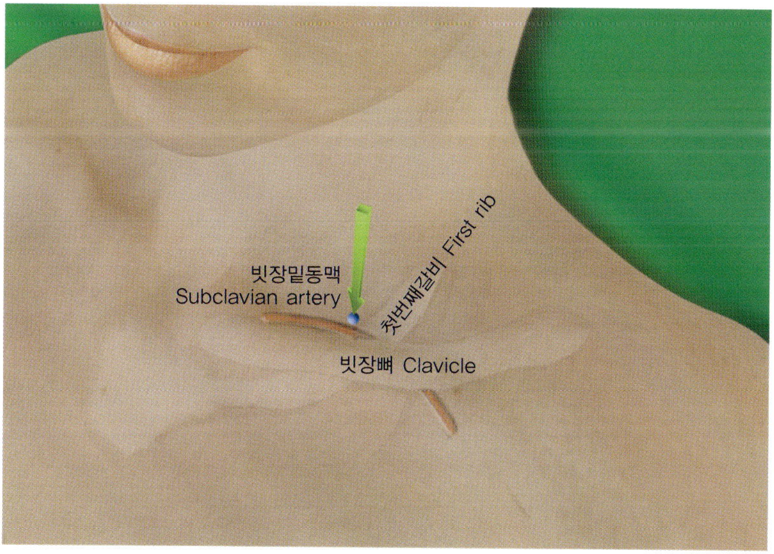

빗장위접근법 supraclavicular approach

빗장아래접근법 infraclavicular approach

환자자세: 팔을 몸에 붙이거나 아래팔을 몸쪽으로 굽힌 바로누운자세

빗장아래 수직접근법(vertical infraclavicular approach)

기준점:

- 어깨뼈(scapula, 가쪽 기준점)와 목정맥오목(fossa jugularis, 안쪽 기준점) 봉우리의 배쪽 모서리 중간지점

Tip:

- 바로 아래 또는 빗장뼈에서 꼬리쪽으로 1 cm
- 바로누운자세에서 환자의 피부에 수직으로 접근
- *발생할 수 있는 증상*: 바늘이 너무 안쪽을 향하거나 6 cm 이상 자입되면 기흉(pneumothorax)이 발생할 수 있다.

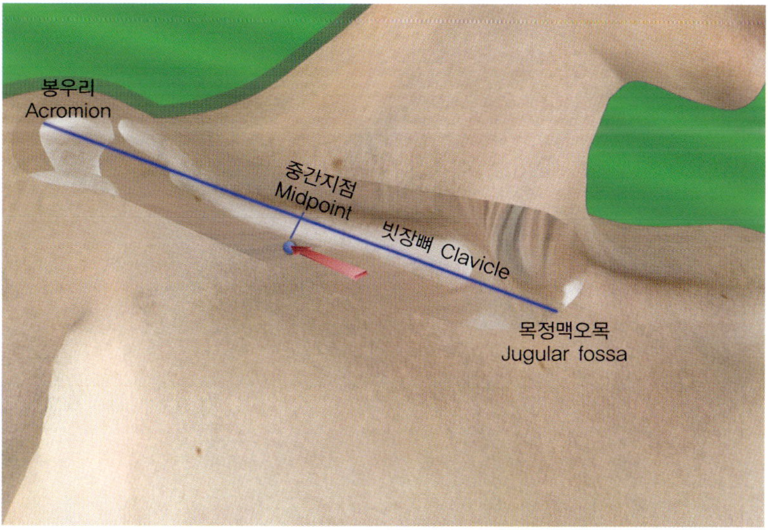

빗장아래 수직접근법 vertical infraclavicular approach

부리돌기 기준접근법(paracoracoid approach)

기준점:

- 부리돌기(coracoid process) 배쪽 모서리(부리돌기 끝 위에 손가락끝)
- 바늘은 꼬리쪽으로 2 cm, 안쪽으로 2 cm인 지점을 자입점으로 피부에 수직으로 또는 머리쪽으로 약간 비스듬히(기울게) 접근한다.

Tip:

- 2~4 inch 바늘(바늘 각도에 따라 4~6 cm의 깊이)
- 손 *운동을 파악하는 것이 중요하다*(노신경, 정중신경, 자신경).
- 근육피부자극(두갈래근 수축)은 신경얼기(가쪽신경다발)의 가쪽부위 접근을 의미한다. 정중자극을 위해서는 바늘을 좀 더 안쪽으로 향하게 하고, 노쪽자극(뒤신경다발)을 위해서는 뒤쪽으로 바늘을 향하게 한다.
- 다발성 신경자극 테크닉(multistimulation, 가쪽신경다발과 뒤쪽신경다발)은 차단의 성공률을 높인다.
- 지속적인 빗장아래신경차단을 위해 카테터를 삽입한다.

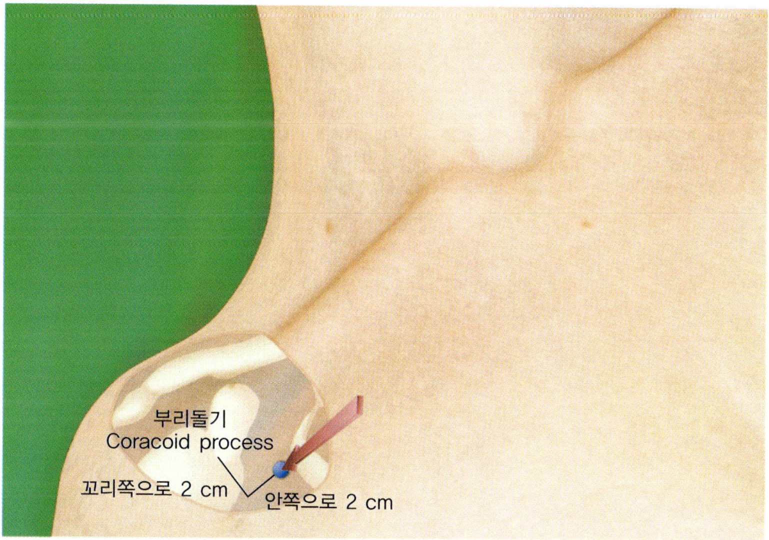

부리돌기 기준접근법 paracoracoid approach

겨드랑접근법 axillary approach

환자자세: 바로누워 팔을 90도 벌리고 바깥쪽으로 돌린다.

기준점:

- 큰가슴근(pectoralis major)의 가쪽 모서리
- 겨드랑주름(axillary crease)
- 위팔동맥(brachial artery)

Tip:

단일 신경자극:

- 위팔동맥은 겨드랑주름에서 명확하게 촉진된다.
- 바늘은 30~45도 각도로 몸쪽으로 위팔동맥과 거의 평행하게 하여 동맥에 바로 자입한다. 정중신경자극, 자신경자극, 노신경자극이 유도된다(근육피부신경자극은 유도되지 않는다).
- 근육피부신경에는 나눠서 주사를 하는 것이 바람직하다.
- 자주 흡인을 하면서 투여할 국소마취제 용량을 천천히 조금씩 주사한다.

다발성 신경자극:

- 바늘은 30~45도 각도로 몸 안쪽 방향으로 동맥의 바로 위에 자입한다. 정중신경자극이 유도된다(15 mL의 국소마취제).
- 동맥 위와 부리위팔근(coracobrachialis muscle) 앞쪽으로 근육피부신경자극이 유도된다(5 mL의 국소마취제).
- 바늘은 30~45도 각도로 몸 가쪽 방향으로 동맥의 바로 아래에서 자입한다. 노쪽 또는 자쪽(좀 더 표면에 있는) 자극이 유도된다(15 mL의 국소마취제).
- 위팔피부신경에서 겨드랑이 안쪽면의 앞 뒤쪽 피부밑고리부위에 침윤한다.

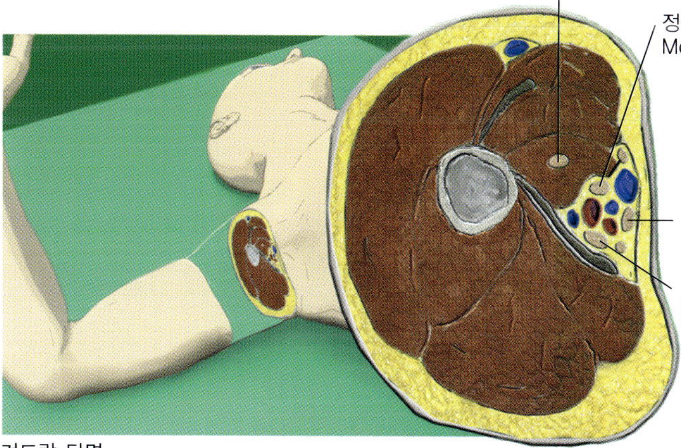

겨드랑 단면

겨드랑접근법 axillary approach

위팔관접근법 humeral canal approach

환자자세: 바로누운자세로 팔을 90도 벌리고 바깥쪽으로 돌린다.

기준점: 위팔의 몸쪽 1/3 부위

정중신경 median nerve

기준점: 안쪽 팔에서 위팔동맥(brachial artery) 위

Tip:

- 피부 아래에서 아주 얕은 큰 신경이 만져진다.
- 신경의 관통을 피하려면 바늘을 피부와 평행하게 자입하고, 더욱 수직이 되도록 방향을 바꾼다.
- 위팔동맥과 정중신경 사이의 온힘줄집(common sheath)을 바늘이 관통하면 "팝"하는 것을 느낄 수 있다.
- 6~8 mL의 국소마취제
- 지속적인 팔신경얼기차단(brachial plexus block)을 위해 카테터를 삽입한다.

근육피부신경 musculocutaneous nerve

기준점: 정중신경 위

Tip:

- 정중신경의 바로 위, 부리위팔근(coracobrachialis muscle) 보다 1~2 cm 깊다.
- 비교적 크기가 작은 신경으로 차단되기 쉽고, 일반적으로 국소마취제 용량은 4~5 mL가 적당하다.

자신경 ulnar nerve

기준점: 정중신경 아래

Tip:

- 바늘은 뒤쪽으로 45도 각도
- 1~2 cm 깊이
- 상기의 주사로 부분적으로 차단이 되고, 종종 정중신경과 아주 근접해 있다. 잘 찾아지지 않을 때는 이미 차단된 것은 아닌지 확인한다.
- *마틴-그루버 신경문합(Martin-Gruber Anastomosis) 가능*

노신경 radial nerve

기준점: 위팔뼈 뒤

Tip:

- 자신경과 같은 위치
- 피부와 수직이 되도록 바늘 방향을 바꾼다.
- 신경은 위팔뼈 뒤에 있고(뼈 접촉), 5~10 mm 더 깊다.
- 위팔을 바깥으로 천천히 회전하거나 바늘을 좀 더 뒤쪽으로 자입하면 종종 신경에 도달할 수 있다.

피부신경가지 cutaneous branch

- 바늘 자입점에서 위팔피부신경의 안 가쪽 피부밑고리에 침윤

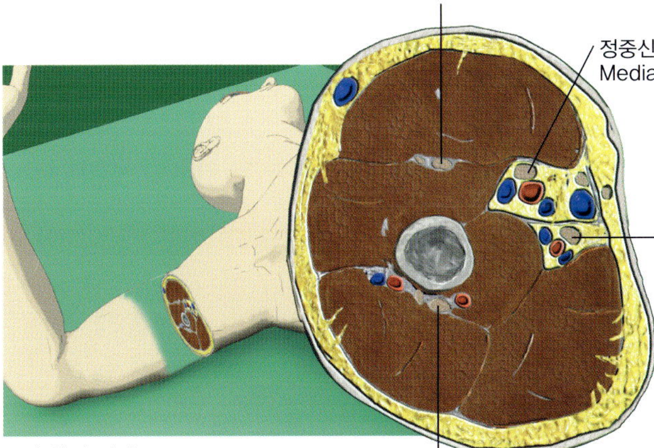

중간 위팔 단면

중간 위팔접근법 mid-humeral approach

팔꿉차단

Block at Elbow

환자자세: 위팔을 바깥쪽으로 돌려 바로누운자세

정중신경 median nerve

기준점:

- 팔꿉굽힘 주름
- 위팔동맥과 두갈래힘줄의 안쪽

Tip:

- 위팔동맥 위에 위치하는 두갈래힘줄의 안쪽면을 집게손가락으로 누르고, 피부에 수직으로 손가락 끝 가운데에 바늘을 자입한다. 신경은 1~2 cm 깊이에 있다.
- 운동 반응은 다른 신경차단과 비슷하다.

노신경 radial nerve

기준점:

- 팔꿉굽힘 주름
- 융기사이 주름(intercondylar fold)
- 두갈래힘줄에서 가쪽으로 1 cm

Tip:

- 두갈래힘줄의 가쪽면을 집게손가락으로 누르고 피부와 수직이 되도록 손가락 끝의 가쪽에 바늘을 자입한다.
- 깊은노신경가지가 자극되면 아래팔의 폄과 뒤침이 일어난다. 깊은노신경가지는 아래팔 근육조직과 손목뼈(carpal bone) 뒤쪽에 분포한다.

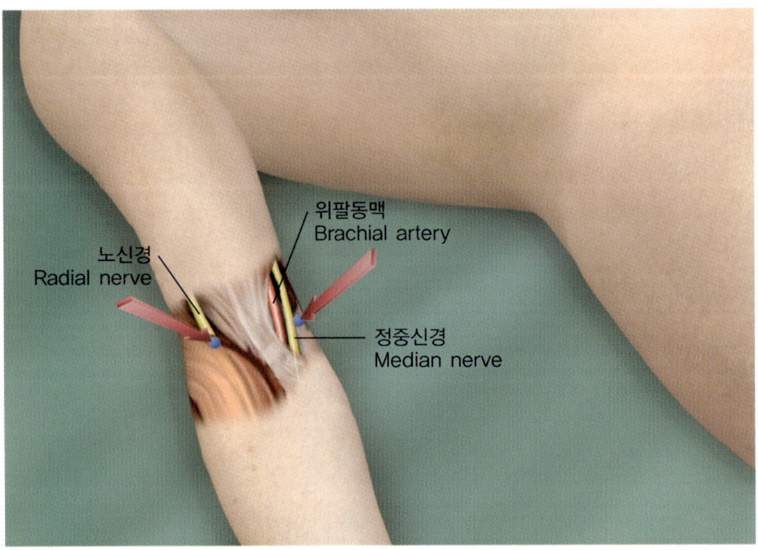

팔꿉에서의 노신경과 정중신경

자신경 ulnar nerve

기준점:

- 자신경고랑(ulnar groove)
- 팔꿉을 굽힌 상태에서 팔꿈치돌기(olecranon process)를 기준으로 안쪽위관절융기(medial epicondyle)의 삼각꼭지점에 바늘을 자입한다.

Tip:

- 위팔뼈 안쪽위관절융기과 팔꿈치돌기 사이에는 주사하지 않는다.
- 운동 반응은 다른 신경차단과 비슷하다.

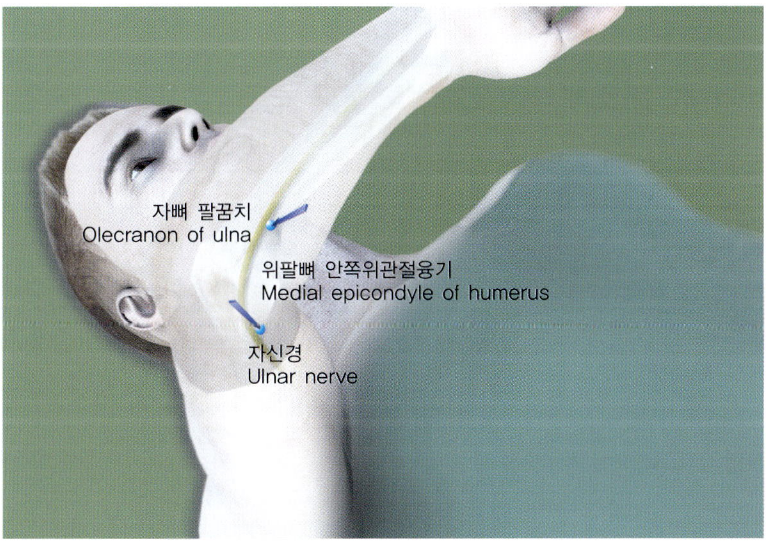

팔꿉에서의 자신경

근육피부신경 musculocutaneous nerve

기준점: 두갈래힘줄 가쪽

Tip:

- 근육피부신경은 팔꿉 아래인 두갈래힘줄 가쪽에서 기시하여, 아래팔 가쪽면을 지나 내려간다(가쪽아래팔피부신경). 이 부위에서는 *아주 민감한* 신경이다.
- 두갈래힘줄에서 노갈래(radial head)까지이며, 노쪽피부정맥(cephalic vein)의 아래인 팔꿉주름 위치에서 피부밑에 침윤한다.
- *신경자극(1 msec)*: 근육피부신경 분포에서 감각이상(paresthesia)을 일으킨다.

손목차단
Block at Wrist

정중신경 median nerve

기준점:

- 긴손바닥힘줄(palmaris longus tendon) 가쪽
- 노쪽손목굽힘힘줄(flexor carpi radialis tendon) 안쪽

Tip:

- *손목굽힘주름에서 5~6 cm 위*에 바늘을 자입한다.
  몸쪽 손목굽힘주름, 정중신경은 손바닥피부가지(palmar cutaneous branch)로 뻗어 있다(가쪽 손바닥 피부).
- 손목에서의 정중신경은 70~80%가 감각성(앞쪽)이고, 운동성은 20~30%이다(뒤쪽). 피부에 수직으로 자입된 바늘은 운동신경자극 없이 감각이상(paresthesia)을 일으킨다. ***감각이상을 유도하기 위해 1 msec로 신경자극을 한다.***
- 운동 반응 = 엄지손가락 전위(translation of thumb)

자신경 ulnar nerve

기준점: 자쪽손목굽힘힘줄(flexor carpi ulnaris tendon) 아래

Tip:

- 자쪽손목힘줄 아래 부위인 *손목굽힘 주름 4~5 cm 위*에 피부와 수직이 되게 바늘을 자입한다.
- 운동 반응은 다른 신경차단과 비슷하다.
- 뼈사이근이나 새끼두덩(hypothenar eminence) 근육의 수축
- 손목 모음(adduction of wrist) 동작의 부재(손목의 자쪽 기울임)

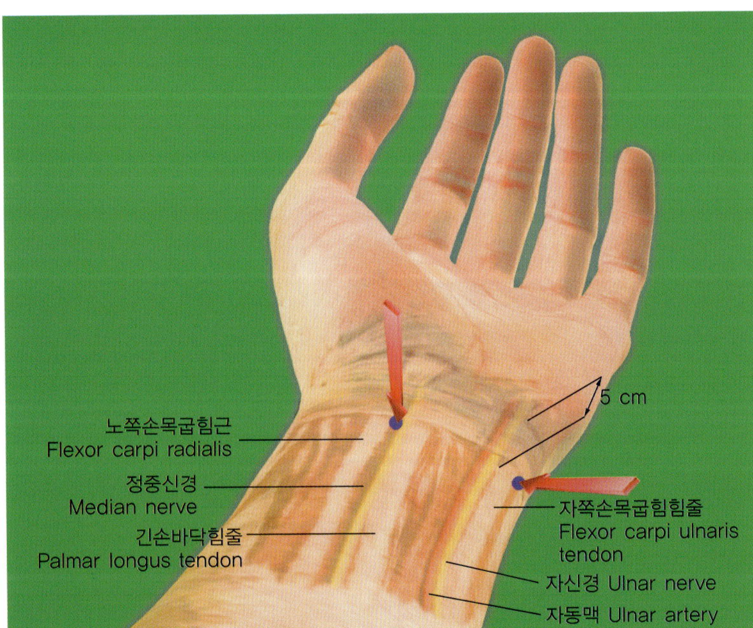

손목에서의 정중신경과 자신경

노신경 radial nerve

기준점: 해부학적코담배갑(anatomical snuffbox)부위의 노동맥(radial artery) 위

Tip:

- 노뼈붓돌기(radial styloid) 위치에서 앞쪽과 뒤쪽의 피부밑에 침윤한다.
- 손목 아래 부위에서 노신경은 순수한 감각 신경이다.

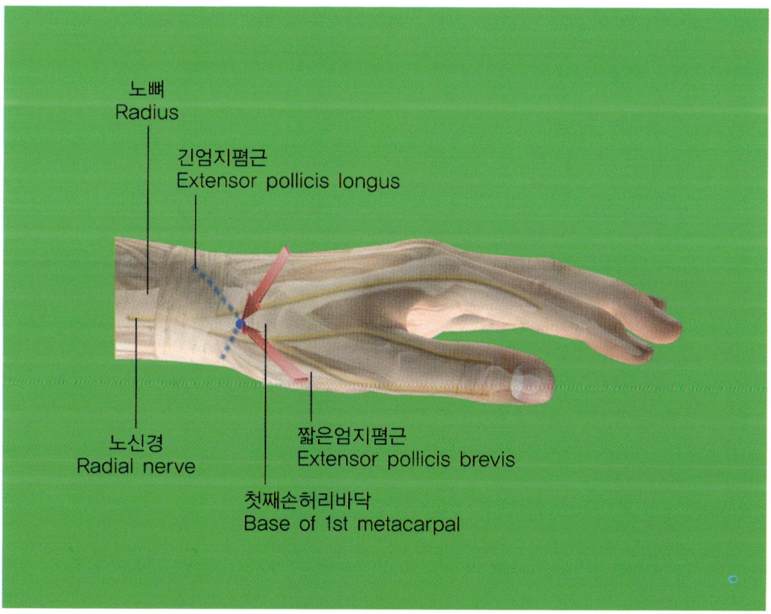

손목에서의 노신경

보완적 신경차단
Complementary Block

손가락굽힘근힘줄집차단 flexor digitorum sheath block

기준점:

- 셋째손허리손가락관절(metacarpophalangeal joint, MP joint)
- 굽힘힘줄

Tip:

- 둘째, 셋째, 넷째손가락의 외과적 차단 시 시행
- 바늘은 피부밑에, 바늘끝 경사면은 앞쪽으로 위치
- 굽힘힘줄에 닿을 때까지 피부에 45도 각도로 진행
- **셋째손가락을 수동으로 굽히면 바늘은 수직 위치가 된다.**
- 바늘이 힘줄에 닿지는 않지만 여전히 힘줄집 안에 있으므로 바늘을 천천히 뺀다.
- 용량은 5~8 mL의 국소마취제
- **에피네프린(epinephrine)은 첨가하지 않는다.**

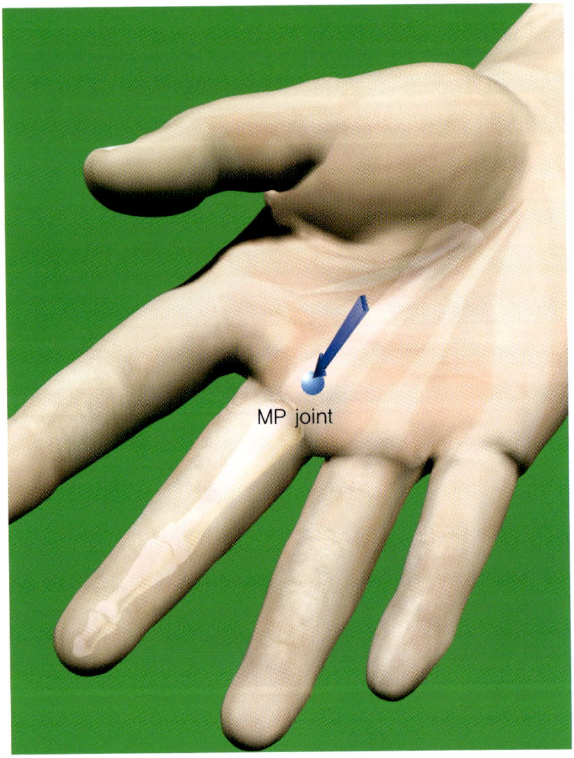

손가락굽힘집차단 flexor digitorum sheath block

다리 기준점

Lower Extremity Landmarks

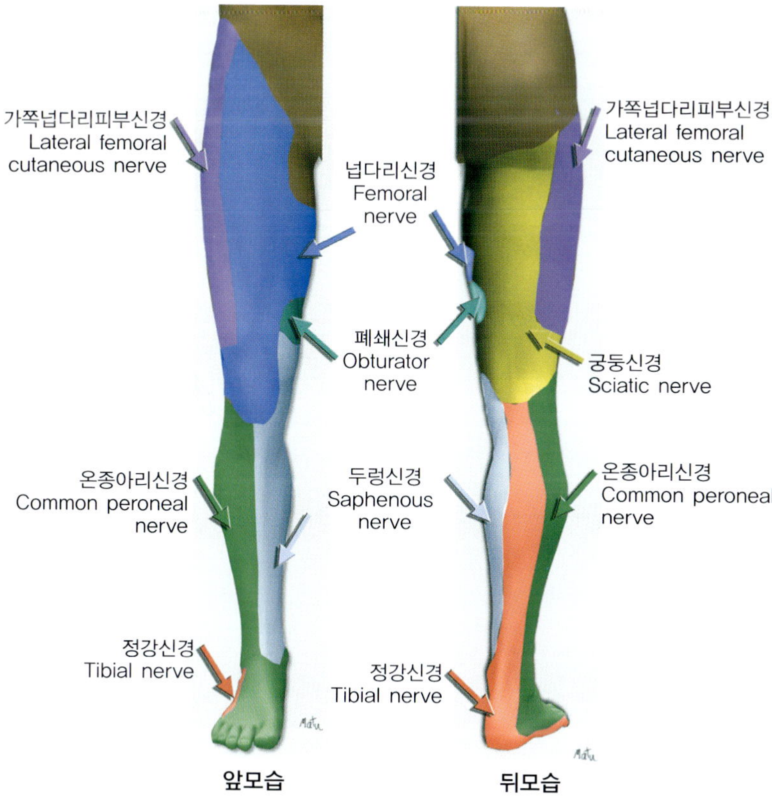

피부분절 dermatomes

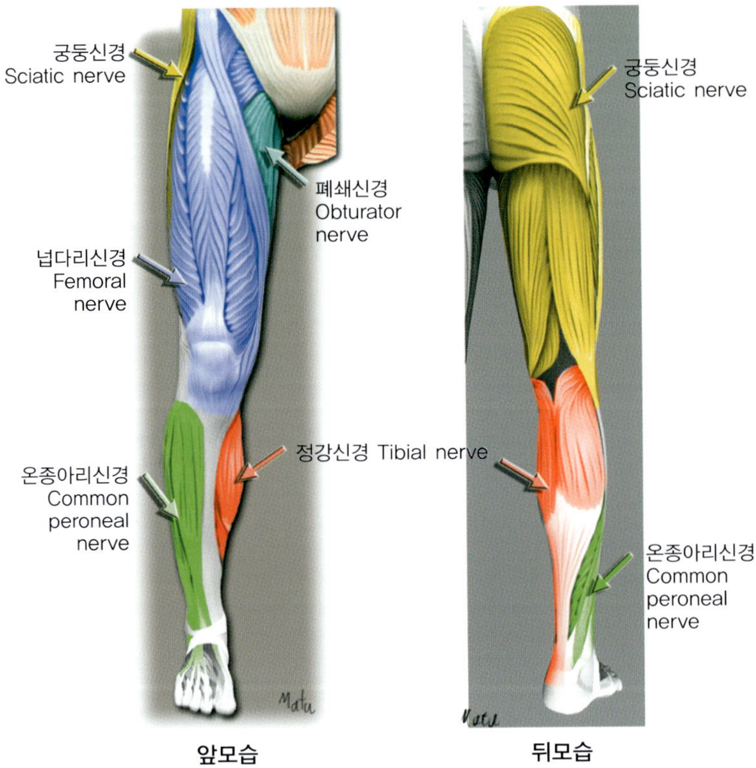

근육분절 myotomes

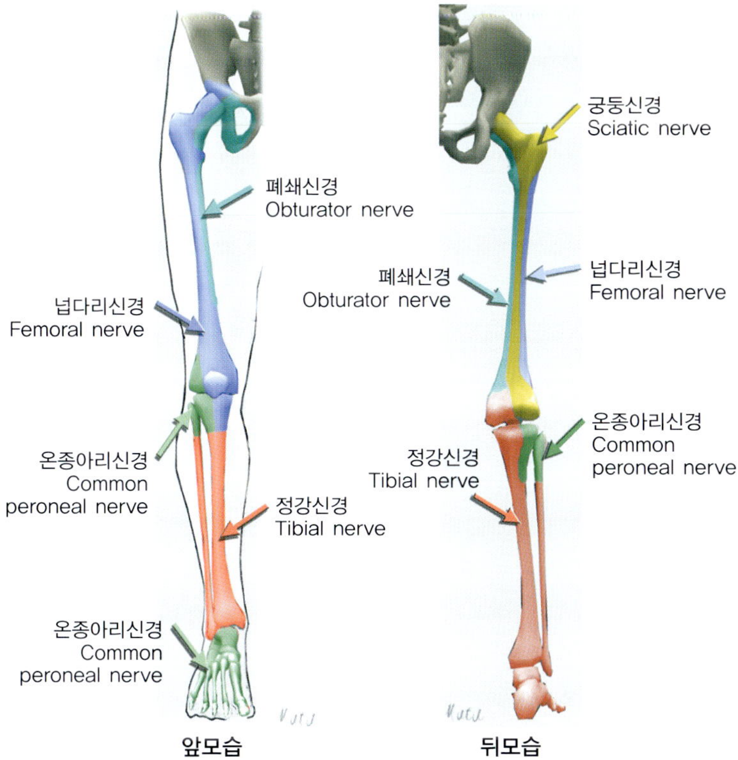

뼈분절 sclerotomes

궁둥신경
Sciatic Nerve

- 허리뼈 L4, L5, 엉치뼈 S1, S2, S3 신경의 아래부분
- 큰궁둥구멍(greater sciatic foramen)에서 기시한다.
- 골반(pelvis) 뒤벽의 깊은 큰볼기근(gluteus maximus muscle)인 궁둥구멍근(piriform muscle) 아래에 있다.
- 넙다리뼈큰돌기(greater trochanter of femur)와 궁둥뼈결절(ischial tuberosity) 사이를 내려간다.
- 온종아리신경(common peroneal nerve)과 정강신경(tibial nerve)으로 분지한다. 이 분지는 엉치신경얼기와 넙다리 아래 1/3 부위에서 일어난다.
- *관절가지(articular branch)는 신경의 상부에서 시작되어 엉덩관절로 신경지배를 한다.*

뒤넙다리피부신경 posterior femoral cutaneous nerve

엉치뼈 S1, S2, S3 신경

A
- 궁둥구멍근(piriformis) 아래의 큰궁둥구멍(greater sciatic foramen)을 통과해 골반(pelvis)에서 기시한다.

S
- 모든 감각가지(sensory branch)
- 회음피부(skin of perineum)
- 넙다리(thigh)와 다리(leg)의 뒷면

A 해부학 **S** 외과적 신경지배 영역 **N** 신경자극

온종아리신경 common peroneal nerve

L4, L5, 엉치뼈 S1, S2 신경

A
- 종아리뼈목(neck of fibula) 주위를 뒤쪽에서 가쪽으로 감아서 주행한다.
- 얕은종아리신경(superficial peroneal nerve)과 깊은종아리신경(deep peroneal nerve)으로 나뉜다.
- *얕은종아리신경(superficial peroneal nerve)*은 발등(dorsum of foot) 피부에 분포한다.
- *깊은종아리신경(deep peroneal nerve)*은 발목폄근(extensor muscle of ankle), 발(foot), 첫번째 발등갈퀴막공간(dorsal web space)의 피부에 분포한다.

S
- 무릎관절(knee joint)과 발목관절(ankle joint)(깊은종아리)
- 장딴지(calf)의 뒷면과 가쪽면
- 발목뼈관절(tarsal joint)과 발허리관절(metatarsal joint)
- 발등(dorsum of foot)과 발가락

N
- 깊은종아리신경자극
- 발등굽힘(dorsiflexion of foot)
- 뒤집힘(eversion)

A 해부학 **S** 외과적 신경지배 영역 **N** 신경자극

정강신경 tibial nerve

L4, L5, 엉치뼈 S1, S2, S3 신경

A
- 반힘줄근(semitendinosus muscle)과 넙다리두갈래근(biceps femoris muscle) 사이의 오목(fossa)으로 들어가는 가운데 연결선으로 내려가면, 오금동맥(popliteal artery) 가쪽에 있다.
- 종말가지(terminal branch), 안쪽발바닥신경(medial plantar nerve), 가쪽발바닥신경(lateral plantar nerve), 발꿈치신경(calcaneal nerve)으로 나뉜다.
- 장딴지신경(sural nerve)은 오금(poplitea fossa) 안에서 기시하여 깊은근막을 관통하여 피부밑신경이 된다.

S
- 무릎관절과 발목관절(*정강신경*)
- 장딴지의 하부 가쪽과 뒤쪽 부위, 가쪽 발부위, 새끼발가락(little toe) 피부(*장딴지신경*)
- 발꿈치, 발바닥 안쪽부위 피부(*발꿈치신경*)
- 발바닥 피부(*가쪽발바닥신경*, *안쪽발바닥신경*)

N
- 발바닥 굽힘, 안쪽번짐
- 발가락 굽힘

A 해부학 **S** 외과적 신경지배 영역 **N** 신경자극

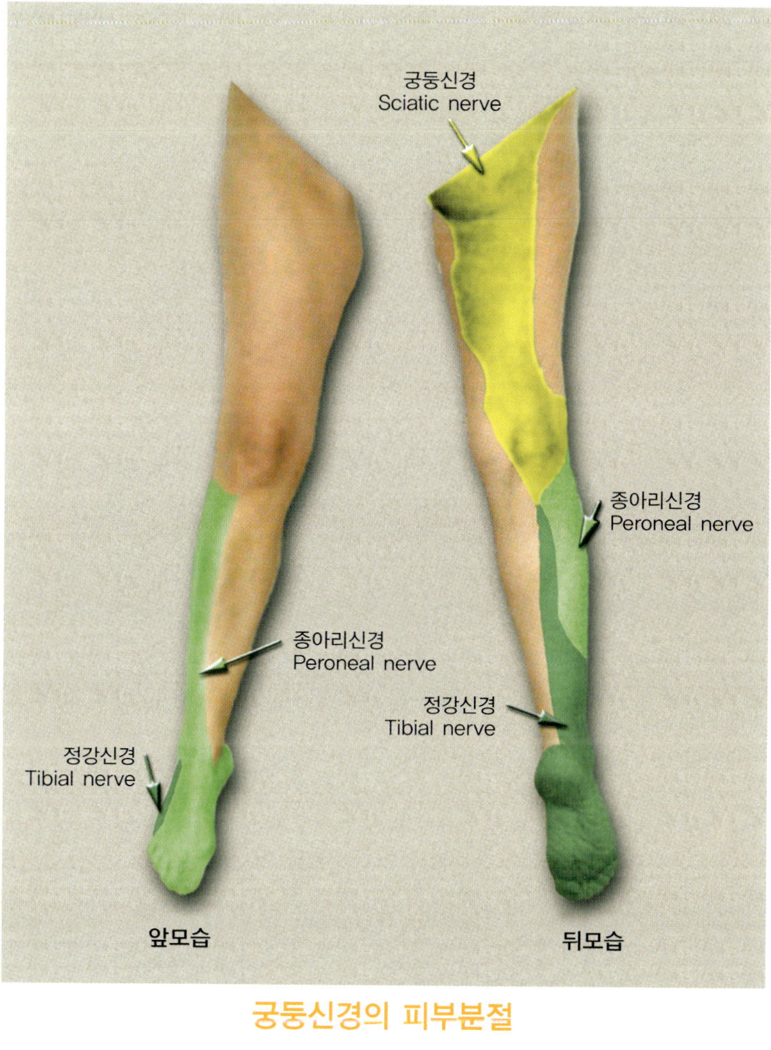
궁둥신경
Sciatic nerve
종아리신경
Peroneal nerve
종아리신경
Peroneal nerve
정강신경
Tibial nerve
정강신경
Tibial nerve
앞모습
뒤모습

궁둥신경의 피부분절

궁둥신경차단
Sciatic Nerve Block

작은돌기(lesser trochanter)를 기준으로 궁둥신경차단을 시행할 경우 몸쪽 접근과 먼쪽 접근으로 나뉜다.
넙다리 표면에 따라 앞쪽, 가쪽, 뒤쪽 접근으로 나뉜다.

몸뒤쪽 접근법(proximal posterior approach):

- 엉치뼈주위(parasacral) 접근법
- 고전적 접근법
- 결석제거술자세(lithotomy) 〔Raj' 접근법(Raj' approach)〕
- 볼기밑 접근법

몸가쪽 접근법(proximal lateral approach)

몸앞쪽 접근법(proximal anterior approach)

먼쪽 접근법(distal approach):

- 가쪽오금(lateral popliteal) 접근법
- 상부 뒤쪽오금 접근법
- 고전적 뒤쪽오금 접근법

몸뒤쪽 접근법 proximal posterior approach

엉치뼈주위 접근법 parasacral approach

환자자세: 엉덩이와 무릎을 굽히고 시술 부위를 위로 하여 옆으로 누운 자세.

기준점:

- 위뒤엉덩뼈가시(posterior superior iliac spine)와 궁둥뼈결절(ischial tuberosity)의 연결선
- 상기의 연결선 위에 있으면서 위뒤엉덩뼈가시에서 꼬리쪽으로 6~7cm 떨어진 부위가 자입점이다.

Tip:

- 바늘은 피부에 수직으로 삽입하거나 30도 각도로 꼬리 방향으로 삽입한다. 뼈접촉에 따라(**깊은 기준점**) 궁둥신경은 2~3 cm 더 깊은 곳에 있다. 뼈접촉은 볼기뼈의 큰궁둥패임(greater sciatic notch)의 안쪽 부위와 일치한다. 바늘은 꼬리쪽, 가쪽 또는 양쪽으로 방향을 바꾼다.
- 바늘이 볼기근(gluteus muscle)을 통과할 때 첫 번째 근수축(muscle twitch)이 일어난다. 두 번째 깊은근 수축은 궁둥구멍근(piriformis muscle)을 통과할 때 일어나고, 이 궁둥신경은 6~9 cm 깊이의 궁둥구멍근 아래에 있다.
- 첫 번째 나타나는 근수축이 뒤넙다리근육의 수축이면, 바늘이 깊이 위치하여 나타난 것이다. 이 수축은 정강신경자극(60%)이나 정강신경과 온종아리신경자극이 결합된 경우(18%)에 일어난다.

- 이 위치에서 궁둥신경(sciatic nerve)은 속엉덩혈관(internal iliac vessel)에 가깝다.

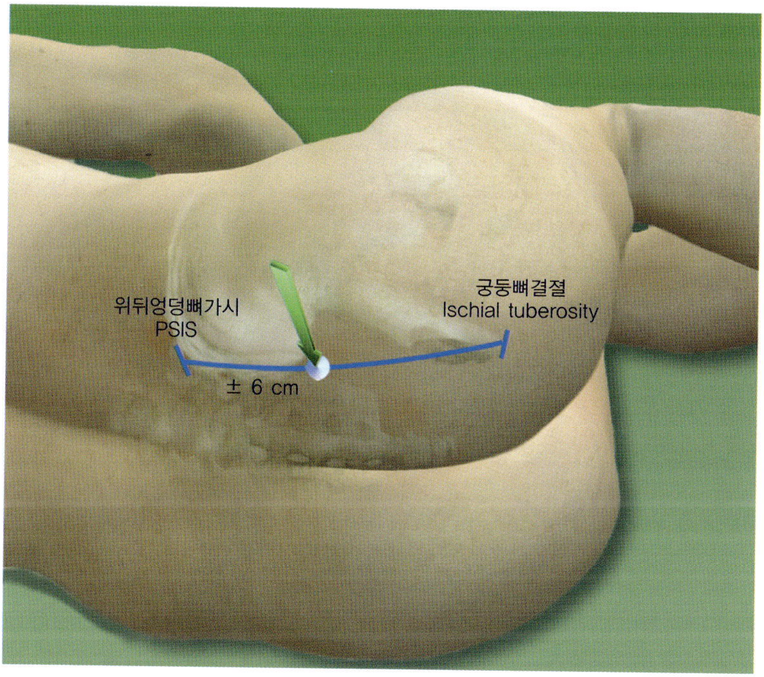

엉치뼈주위 접근법

고전적 뒤쪽 접근법 classic posterior approach

환자자세: 엉덩이와 무릎을 굽히고 시술부위를 위로 하여 옆으로 누운 자세.

기준점:

- 위뒤엉덩뼈가시와 큰돌기(greater trochanter) 사이의 연결선
- 중간지점과 수직인 연결선
- 큰돌기와 엉치뼈틈새(sacral hiatus) 사이의 연결선과의 교차점
- 위뒤엉덩뼈가시와 큰돌기 사이 연결선의 중간지점과 수직인 연결선 상의 5 cm인 지점

Tip:

- 4 inch 바늘
- 피부와 수직
- 바늘이 큰볼기근(gluteus maximus muscle)을 지날 때 첫 번째 수축이 일어나고, 궁둥구멍근(piriformis muscle)을 지날 때 깊은 근육 수축이 일어난다.
- 정강신경자극이나 종아리신경자극은 1 cm 더 깊은 곳에서 나타난다.
- 다발성 신경자극: 발의 배측굴곡과 가쪽번짐(종아리신경)은 바늘이 궁둥신경(sciatic nerve)의 가쪽부위를 자극하고 있다는 뜻이다. 정강신경자극은 바늘은 안쪽으로 움직였을 때 일어난다.
- 뼈접촉=볼기뼈의 큰궁둥패임 가쪽부위(lateral part of greater sciatic notch of hip bone). 바늘은 반드시 안쪽이나 꼬리쪽 또는 양쪽으로 방향이 조정되어야 한다.

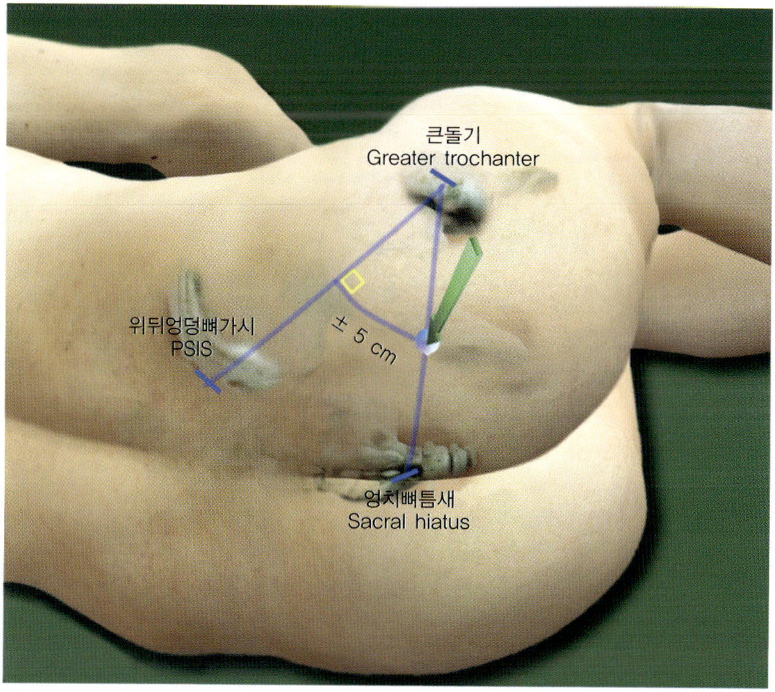
큰돌기
Greater trochanter
위뒤엉덩뼈가시
PSIS
± 5 cm
엉치뼈틈새
Sacral hiatus

고전적 뒤쪽 접근법

결석제거술자세 lithotomy(Raj' approach)

환자자세: 환자는 바로 누운 자세를 취하고 보조자가 환자의 무릎과 엉덩이를 굽힌 상태로 잡는다.

기준점: 큰돌기와 궁둥뼈결절 사이의 연결선의 중간지점

Tip:

- 피부에 바늘이 수직이 되도록 자입한다.
- 신경은 5~7 cm 깊이에 있다.
- 정강신경과 온종아리신경이 자극된다(뒤넙다리근이 직접적인 자극을 받을 수 있다).

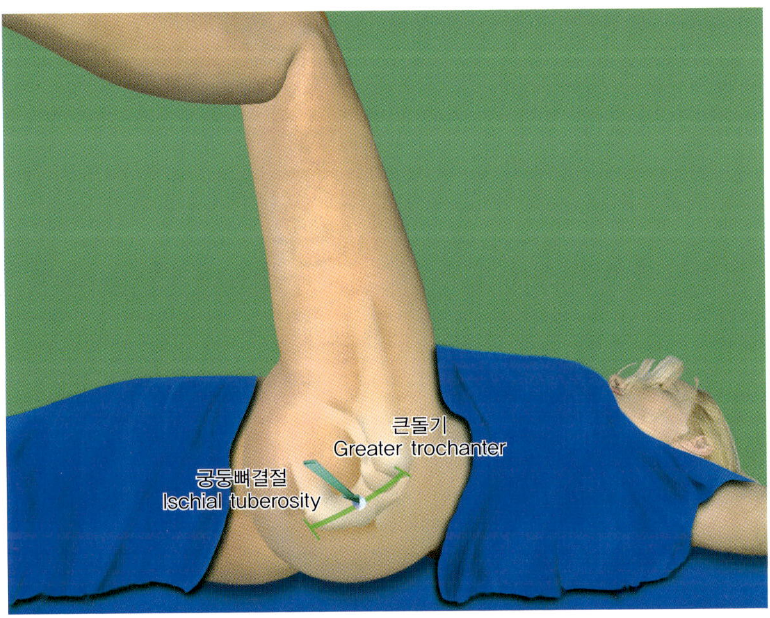

결석제거술자세 Raj' approach

볼기밑 접근법 subgluteal approach

환자자세: 엉덩이와 무릎을 굽히고 시술부위를 위로 하여 옆으로 누운 자세(Sim's position).

기준점:

- 큰돌기와 궁둥뼈결절 사이의 연결선
- 이 연결선의 중간지점에서 수직으로 그린 선에서 꼬리쪽으로 5~6 cm 떨어진 지점

Tip:

- 바늘은 피부에 수직으로 자입한다.
- 신경은 4~6 cm 깊이에 있다.
- 정강신경이나 온종아리신경이 자극된다.
- 지속적인 궁둥뼈신경차단을 위해서 카테터를 삽입한다.

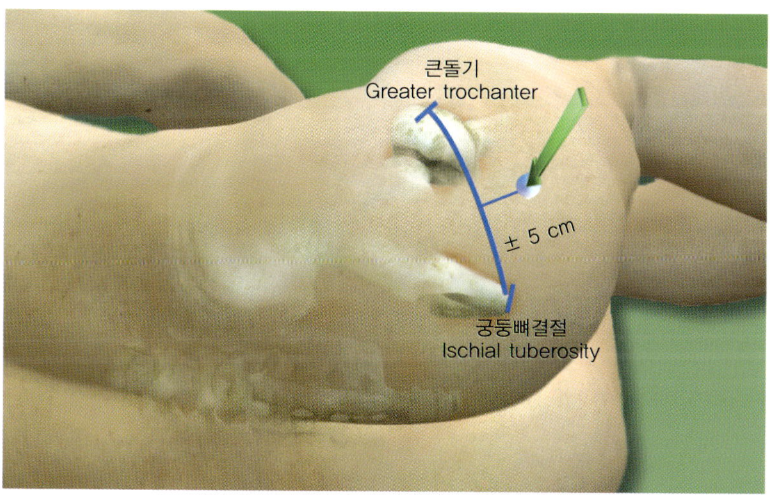

볼기밑 접근법

몸가쪽 접근법 proximal lateral approach

환자자세: 바로누운자세

기준점:

- 큰돌기(great trochanter)
- 뒤쪽으로 2 cm 또는 꼬리쪽으로 2 cm

Tip:

- 4 inch 바늘
- 뼈 가쪽부위와 바늘 접촉
- 다른 궁둥신경 접근법 보다 1~2 cm 더 깊다.

몸앞쪽 접근법 proximal anterior approach

환자자세: 바로누운자세

기준점:

- 위앞엉덩뼈가시(ASIS, anterior superior iliac spine)와 두덩뼈결절(pubic tubercle) 위쪽모서리 사이의 연결선
- 이 연결선의 중간지점에서 수직으로 그린 선상에서 꼬리쪽으로 8 cm 떨어진 지점

Tip:

- 4~6 inch 바늘
- 넙다리동맥(femoral artery)을 확인하고, 이 동맥의 가쪽이 자입점이 된다.
- 궁둥신경 주행 경로에 넙다리신경이 있을 수 있다.
- 바늘을 너무 몸쪽으로 삽입하면 작은돌기(lesser trochanter)와 접촉한다. 궁둥신경(sciatic nerve)은 작은돌기의 가쪽을 지나므로, 궁둥신경에 도달하게 하려면 다리를 안쪽으로 회전시킨다.
- 작은돌기에서 4 cm 아래 부위에서 궁둥신경은 넙다리뼈의 안쪽을 지난다.

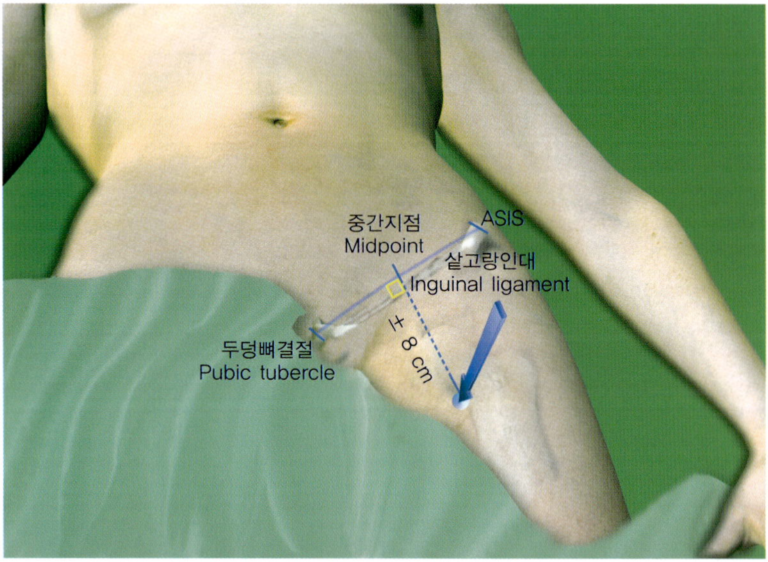
중간지점
Midpoint
ASIS
샅고랑인대
Inguinal ligament
± 8 cm
두덩뼈결절
Pubic tubercle

몸앞쪽 접근법

먼쪽 접근법 distal approach

가쪽 다리오금 접근법 lateral popliteal approach

환자자세: 무릎 아래에 베개를 놓은 바로 누운 자세.

기준점:

- 넙다리두갈래근(biceps femoris muscle)과 가쪽넓은근(vastus lateralis muscle) 사이의 고랑(환자에게 다리를 들게 한다)
- 무릎뼈(patella)에서 8~10 cm 위

Tip:

- 오금주름(popliteal crease)에서 4~13 cm 위인 궁둥신경이 정강신경과 온종아리신경으로 나뉘는 지점
- 2 또는 4 inch 바늘
- 바늘을 피부에 수직으로 자입하고, 수평면과 30도 각도가 되도록 다시 방향을 잡는다.
- 궁둥신경(sciatic nerve)은 넙다리두갈래근 쪽으로 깊게 위치하고, 첫 번째 수축은 이 근육의 수축이다.
- 종아리 자극은 2~3 cm 더 깊은 곳에서 유도된다. 정강신경자극을 유도하기 위해서는 다리의 안쪽 회전이 필요하다.
- 고랑이 잘 안 나타날 경우 넙다리뼈 뒤쪽을 접촉하여 확인한다. 궁둥신경은 넙다리뼈 뒤쪽으로 1~2 cm 더 깊은 곳에 위치한다.
- 지속적인 궁둥신경차단을 위해서 카테터를 삽입한다.

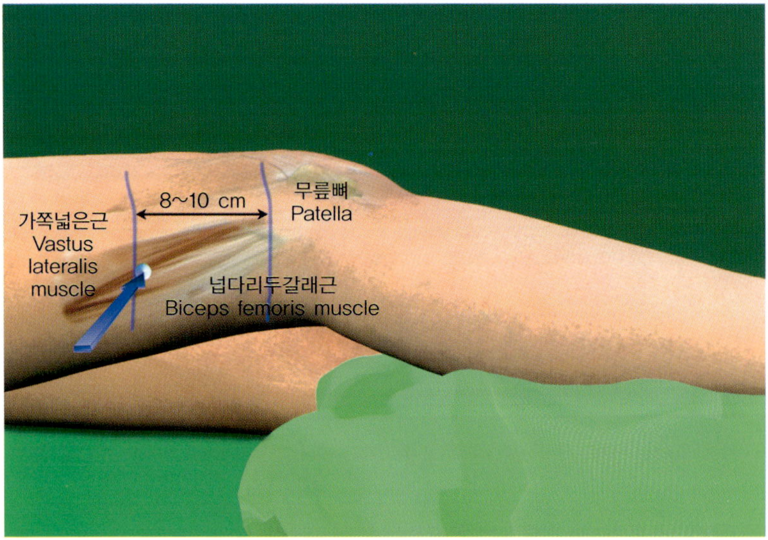
8~10 cm
무릎뼈
Patella
가쪽넓은근
Vastus
lateralis
muscle
넙다리두갈래근
Biceps femoris muscle

가쪽 다리오금 접근법

몸쪽 다리오금 접근법 high posterior popliteal approach

환자자세: 발 아래에 베개를 놓고 엎드린 자세.

기준점:

- 다리오금 주름(popliteal fossa crease)
- 넙다리두갈래근 힘줄(tendon of biceps femoris muscle)
- 반힘줄근 힘줄(tendon of semitendinosus muscle)
- 각각 두 힘줄을 따라가는 선
- 두 힘줄의 교차점의 가쪽 모서리

Tip:

- 4 inch 바늘
- 머리쪽으로 30~45도 각도.
- 6~8 cm의 깊이에서 정강신경과 온종아리신경자극이 자극될 수 있다.
- 지속적인 궁둥신경차단을 위해서 카테터를 삽입한다.

고전적 뒤쪽 다리오금 접근법 classic posterior popliteal approach

환자자세: 발 아래에 베개를 놓고 엎드린 자세.

기준점:

- 넙다리두갈래근 힘줄(tendon of biceps femoris muscle)
- 반힘줄근 힘줄(tendon of semitendinosus muscle)
- 다리오금 주름의 중간지점과 수직으로 연결되는 선

Tip:

- 2 inch 바늘
- 피부에 수직
- 수직 연결선에서 머리쪽으로 5~7 cm 떨어진 지점에 바늘을 가쪽으로 자입한다.
- 정강신경자극
- 온종아리신경은 정강신경에서 가쪽으로 1 cm 떨어져 있다.

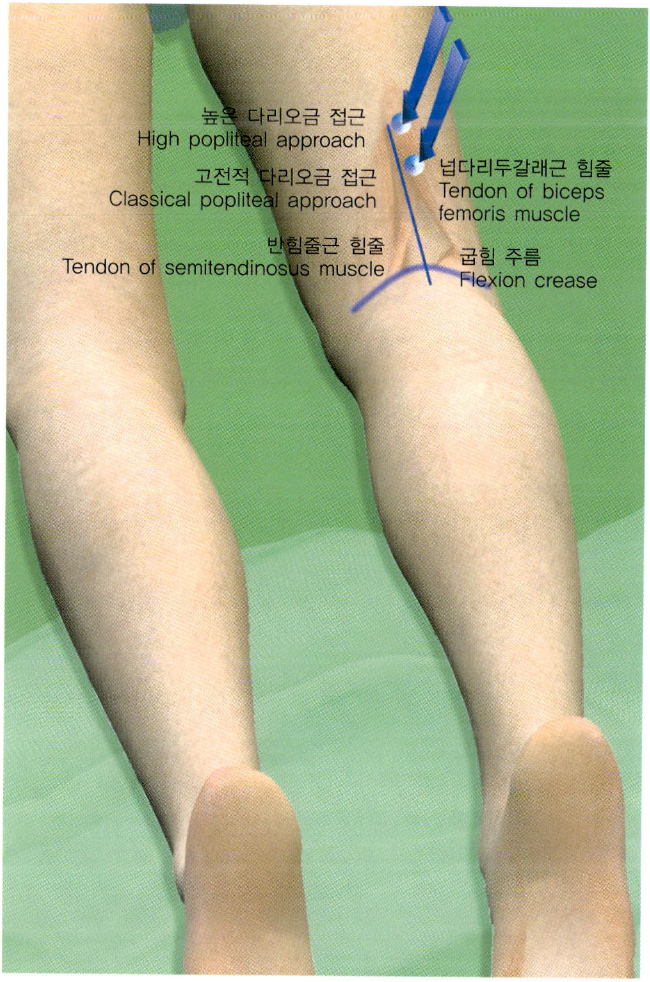

높은 다리오금 접근
High popliteal approach
고전적 다리오금 접근
Classical popliteal approach
반힘줄근 힘줄
Tendon of semitendinosus muscle
넙다리두갈래근 힘줄
Tendon of biceps femoris muscle
굽힘 주름
Flexion crease

뒤쪽 다리오금 접근법

허리신경
Lumbar Nerve

- L4 첫번째신경의 앞뿌리
- 허리신경얼기(lumbar plexus)는 L2~L5 척추뼈 가로돌기의 앞쪽인 허리근(psoas muscle) 안에 있다.

A

- **넙다리신경(femoral nerve)**은 샅고랑인대(liguinal ligament) 아래에서 기시하여 넙다리혈관집(femoral shneath) 안의 앞쪽과 가쪽을 관통한다.
- **두렁신경(saphenous nerve)**은 넙다리빗근(sartorius muscle)의 뒤와 두덩정강근(gracilis muscle) 앞에서 기시하여 긴두렁정맥(long saphemous vein)과 연장된다.
- **폐쇄신경(obturator nerve)**은 폐쇄구멍(obturator foramen)에서 기시하여 앞가지, 뒤가지로 나뉘어 짧은모음근(adductor brevis muscle)을 가로지른다.
- 가쪽넙다리피부신경(lateral femoral cutaneous nerve)은 엉덩뼈능선(iliac crest) 아래의 허리근(psoas muscle)에서 기시하여 샅고랑인대(inguinal ligament)를 통과하여 가쪽넙다리의 피부밑조직에 부착한다.

S
- 엉덩관절(넙다리신경+폐쇄신경)과 넙다리뼈
- 무릎관절(넙다리신경+폐쇄신경)
- 장딴지 안쪽면과 안쪽 앞발(두렁신경)

N
- 넙다리신경=무릎뼈를 위쪽으로 움직이면 네갈래근(quadriceps muscle, 중간넓은근) 수축
- 폐쇄신경=큰모음근(great adductor muscle, 짧은모음근과 긴모음근)의 수축
- 가쪽넙다리피부신경(lateral femoral cutaneous nerve)=순수한 감각신경

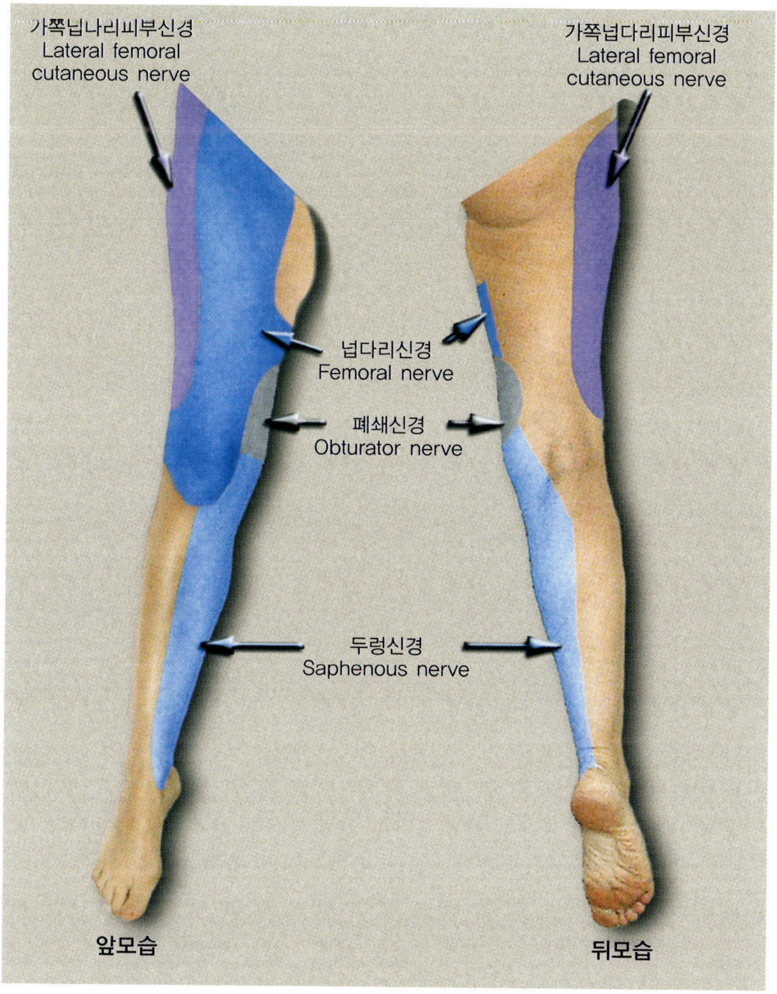
가쪽넙다리피부신경
Lateral femoral
cutaneous nerve
가쪽넙다리피부신경
Lateral femoral
cutaneous nerve
넙다리신경
Femoral nerve
폐쇄신경
Obturator nerve
두렁신경
Saphenous nerve
앞모습
뒤모습

허리신경의 피부분절

허리신경차단
Lumbar Nerve Block

뒤쪽 접근법(허리신경얼기차단)

환자자세: 시술 부위를 위로 하고 옆으로 누운 자세.

기준점:

- 엉덩뼈능선에서 가장 높은 지점(HPIC)
- 척추뼈 중간
- 위뒤엉덩뼈가시(PSIS)
- 위뒤엉덩뼈가시를 연결한 평행선
- HPIC에서 척추뼈를 연결한 선
- 이 두 연결선의 교차점이나 중간선에서 4 cm 떨어진 지점이 천자점이다.

Tip:

- 4 inch 바늘
- 이 두 연결선의 교차점이 천자점일 땐 피부에 수직이거나 약간 안쪽으로 접근
- 4~6 cm(깊은 기준점)에서 L4의 가로돌기에 접촉한 후 바늘을 가로돌기에서 머리쪽이나 꼬리쪽으로 걷듯이 촉지한다(30~45도 각도).
- 피부에서 가로돌기까지의 거리는 환자에 따라 다르지만, 가로돌기와 신경얼기 사이의 거리는 **2 cm를 넘지는 않는다**. 네갈래근(quadriceps) 수축으로 인한 넙다리신경(femoral nerve)자극은

1~2 cm 더 깊은 곳에서 유도된다.

- 넙다리뒤근육(hamstring muscle) 수축이나 발의 운동은 궁둥신경뿌리(sciatic nerve root)의 자극으로 인한 것이다. 바늘은 꼬리쪽으로 충분히 삽입되어 있으므로 가로돌기에서 머리쪽으로 방향을 조절하면서 신경을 확인한다.
- 넙다리의 안쪽 수축은 폐쇄신경(obturator nerve)자극에 의해 생긴 모음근 수축과 관련이 있을 수 있다. 네갈래근 수축을 유도하기 위해 바늘을 가쪽으로 방향을 조정한다.
- 0.5 mA 미만의 전류 강도는 자극을 일으키지 못한다(0.5~1.0 mA가 적정).
- 지속적인 넙다리신경차단을 위해서 카테터를 삽입한다.
- **있을 수 있는 경막외 주입이나 거미막밑 주입**을 확인하기 위하여 혈압을 주의깊게 체크한다.
- 허리신경얼기차단을 할 때는 시험용량(3~5 mL)과 국소마취제의 분리주입(10 mL/30 sec)은 필수적이다.

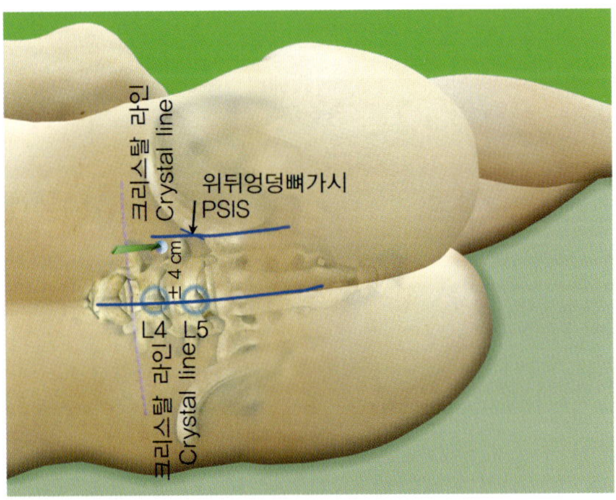

뒤쪽 접근법(허리신경얼기차단)

앞쪽 접근법(넙다리신경차단 femoral block)

환자자세: 바로누운자세

기준점:

- 위앞엉덩뼈가시(ASIS)와 두덩뼈결절(pubic tubercle) 사이 연결선
- 샅굴주름(inguinal crease)과 평행선
- 넙다리동맥(femoral artery) 맥박에서 가쪽으로 1 cm

Tip:

- 넙다리동맥 맥박을 찾지 못할 때의 천자점(puncture point)은 **위앞엉덩뼈가시와 두덩뼈결절(PT) 사이 연결선의 중간지점과 수직인 선에서 꼬리쪽으로 5 cm 떨어진 지점에서 다시 가쪽으로 1 cm** 떨어진 지점이다.
- 안쪽넓은근의 수축은 신경의 앞안쪽 접근을 의미한다.
- 중간넓은근(vastus intermedius, 무릎뼈의 위쪽 운동) 수축을 얻기 위해서는 바늘을 뒤가쪽으로 향하도록 한다.
- 단일 신경자극=중간넓은근 수축이 유도되었을 때 국소마취제 총량을 주사한다.
- 다발성 신경자극=안쪽넓은근(vastus medialis), 중간넓은근(vastus intermedius), 가쪽넓은근(vastus lateralis) 수축이 유도되었을 때 각각에 국소마취제 5~7 mL를 주사한다.
- 국소마취제 용량의 증가와 다리의 압박으로 3-in-1 차단을 할 수 있다(대부분 폐쇄신경까지는 이르지 못한다).
- 무릎 아래 수술 시, 안쪽넓은근 수축을 유도하여 두렁신경차단(saphenous nerve block)을 얻을 수 있다.
- 지속적인 넙다리신경차단을 위해서 카테터를 삽입한다.

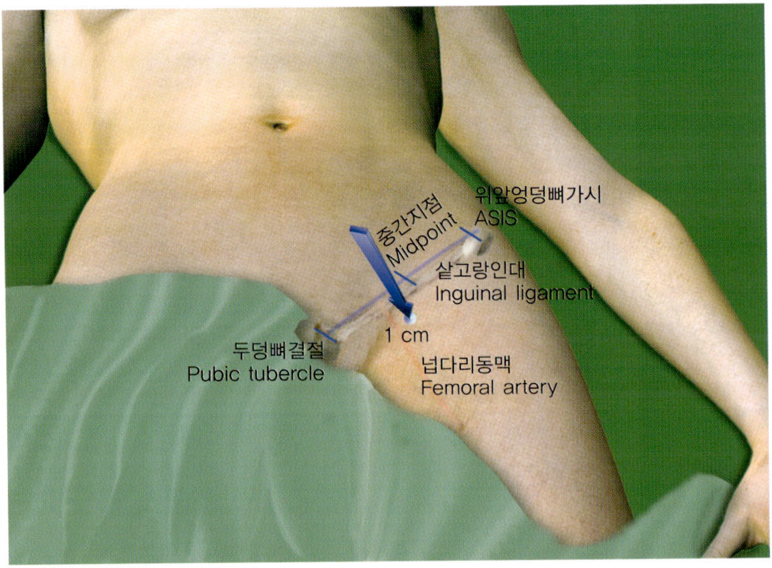

앞쪽 접근법(넙다리신경차단)

앞쪽 접근법(장골근막차단 fascia iliaca block)

환자자세: 바로누운자세

기준점:

- 위앞엉덩뼈가시와 두덩뼈결절 사이 연결선
- 이 연결선을 3등분한다.
- 가쪽으로 1/3지점에서 2 cm 아래로 바늘을 자입한다.

Tip:

- Tuohy 바늘과 B-bevel 바늘
- 피부와 수직으로 천자
- 바늘이 각각 넙다리근막(fascia lata)과 장골근막(fascia iliaca)을 관통할 때 첫 번째와 두 번째 '팝' 소리가 난다(가끔 '팝' 소리가 한 번만 날 때가 있다).
- 지속적인 넙다리신경차단을 위해서 카테터를 삽입한다.

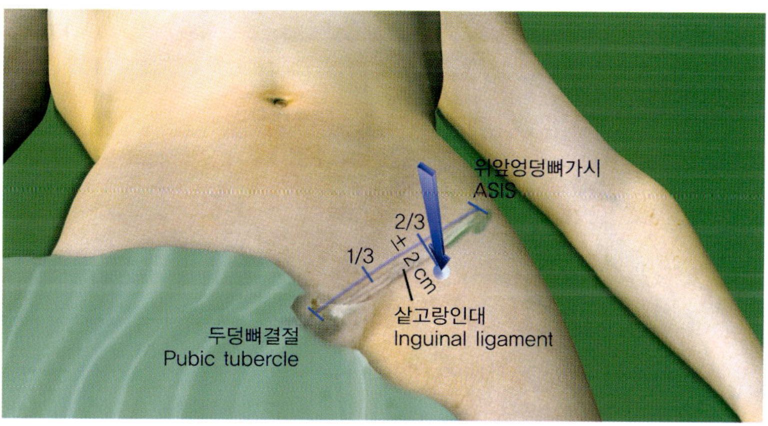

앞쪽 접근법(장골근막차단)

보완적 신경차단
Complementary Block

폐쇄신경차단(obturator nerve block, 고전적 접근법)

환자자세: 다리를 약간 벌리고 바로 누운 자세.

기준점:
- 두덩뼈결절
- 가쪽으로 2 cm, 꼬리쪽으로 2 cm

Tip:
- 2 inch 바늘
- 피부에 수직으로 자입한 후, 머리쪽 방향으로 30~40도 각도로 접근한다.
- 3~4 cm 깊이(폐쇄관)
- 5 mL의 국소마취제
- ***폐쇄신경차단은 모음근의 약화를 찾아내는 데 사용된다.***

폐쇄신경차단(obturator nerve block, 먼쪽 접근법)

환자자세: 다리를 약간 벌리고 바로 누운 자세.

기준점:

- 위앞엉덩뼈가시와 두덩뼈결절 사이 연결선
- 넙다리동맥과 살고랑주름(inguinal crease)에서 긴모음근 안쪽 모서리와 평행한 선의 중간지점

Tip:

- 폐쇄신경은 두덩근(pectineus muscle) 아래의 넙다리정맥(femoral vein) 안쪽에 있고, 앞가지와 뒤가지로 나뉘어 짧은모음근(adductor brevis muscle)으로 주행한다.
- 2 inch 바늘
- 머리쪽 방향으로 30도 각도로 접근
- 짧은모음근 수축이 일어났을 때 국소마취제를 5 mL 주입하고, 더 깊이에 위치하는 긴모음근 수축이 일어났을 때 5 mL를 추가 투여한다.

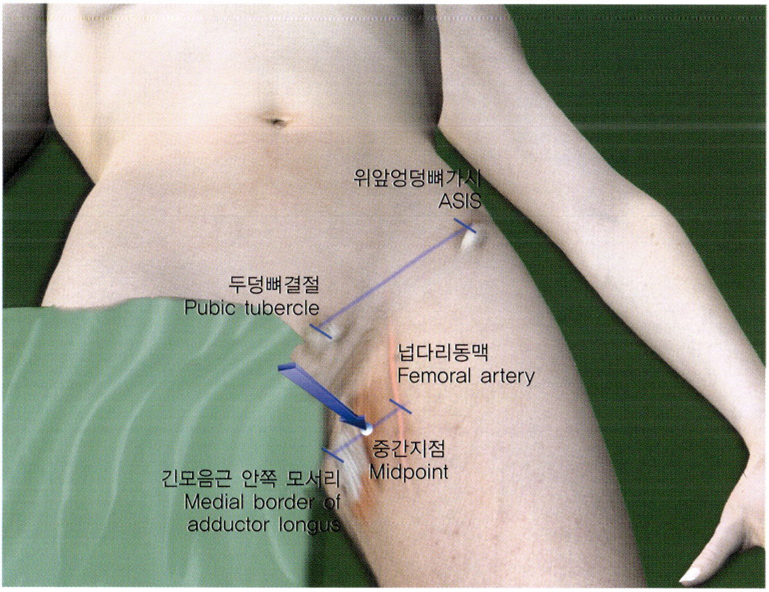

폐쇄신경차단(먼쪽 접근법)

가쪽넙다리피부신경차단 lateral femoral cutaneous nerve block

환자자세: 바로누운자세

기준점:
- 위앞엉덩뼈가시
- 꼬리쪽으로 2 cm, 안쪽으로 2 cm

Tip:
- 감각신경
- 1 msec 임펄스로 감각이상(paresthesia)이 유도될 수 있다.

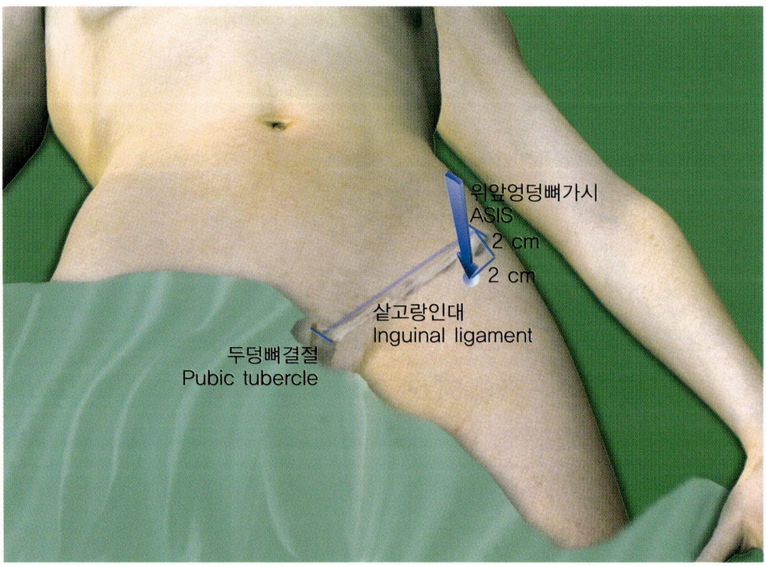

가쪽넙다리피부신경차단

두렁신경차단 saphenous nerve block

환자자세: 바로누운자세

기준점:

- 정강뼈머리(head of tibia)
- 넙다리동맥
- 넙다리빗근(sartorius muscle)

Tip:

- 감각신경
- **정강거친면(tibial tuberosity)**과 **속장딴지근(internal gastrocnemius muscle)** 사이의 장딴지근에 바늘이 닿으면 안쪽 피부밑 침윤은 더 깊이 진행된다(3 cm 깊이).
- 넙다리뼈목차단[femoral neck block, 안쪽넓은근(vastus medialis muscle) 자극]
- 넙다리빗근 접근(transsartorial approach): 무릎뼈 안쪽면 위 **넙다리빗근(sartorius muscle)**. 바늘을 넙다리빗근 뒤쪽으로 45도 각도에서 자입한다.
- 1 msec 임펄스로 감각이상(paresthesia)이 유도될 수 있다.
- 10 mL의 국소마취제

발목차단 ankle block

환자자세: 바로누운자세

뒤정강신경(posterior tibial nerve)

기준점:

- 뒤정강동맥(posterior tibial artery)
- 안쪽복사뼈(medial malleolus)

Tip:

- 적절한 신경자극을 위한 25 gauge 또는 1 inch 바늘
- 안쪽복사뼈 위치에서 동맥의 뒤쪽과 아킬레스힘줄(Achilles tendon) 앞쪽에 5 mL 국소마취제 주사
- 신경자극=발가락굽힘
- 에피네프린(epinephrine)은 첨가하지 않는다.

깊은종아리신경(deep peroneal nerve)

기준점:

- 발목관절
- 긴엄지폄근힘줄(extensor hallucinis longus tendon)
- 앞정강동맥(anterior tibial artery)

Tip:

- 25 gauge 바늘
- 발목굽힘주름(ankle flexion crease) 위치에서 동맥의 안쪽과 긴엄지폄근힘줄의 가쪽으로 5 mL 국소마취제 주사
- 에피네프린은 첨가하지 않는다.

장딴지신경(sural nerve)과 얕은종아리신경(superficial peroneal nerve)
두렁신경[saphenous nerve, 넙다리신경가지(branch of femoral nerve)]

기준점:

- 아킬레스힘줄(Achilles tendon)
- 가쪽복사뼈(lateral malleolus)
- 안쪽복사뼈(medial malleolus)

Tip:

- 25 gauge 바늘
- 피부밑고리(subcutaneous ring)에 10 mL 국소마취제를 주사한다.
  장딴지신경(sural nerve): 가쪽복사뼈의 위쪽면에서 아킬레스힘줄의 바깥방향으로 주입한다.
  얕은종아리신경과 두렁신경: 가쪽복사뼈의 위쪽면에서 안쪽복사뼈의 뒤위쪽 방향으로 주입한다.
- 에피네프린은 첨가하지 않는다.

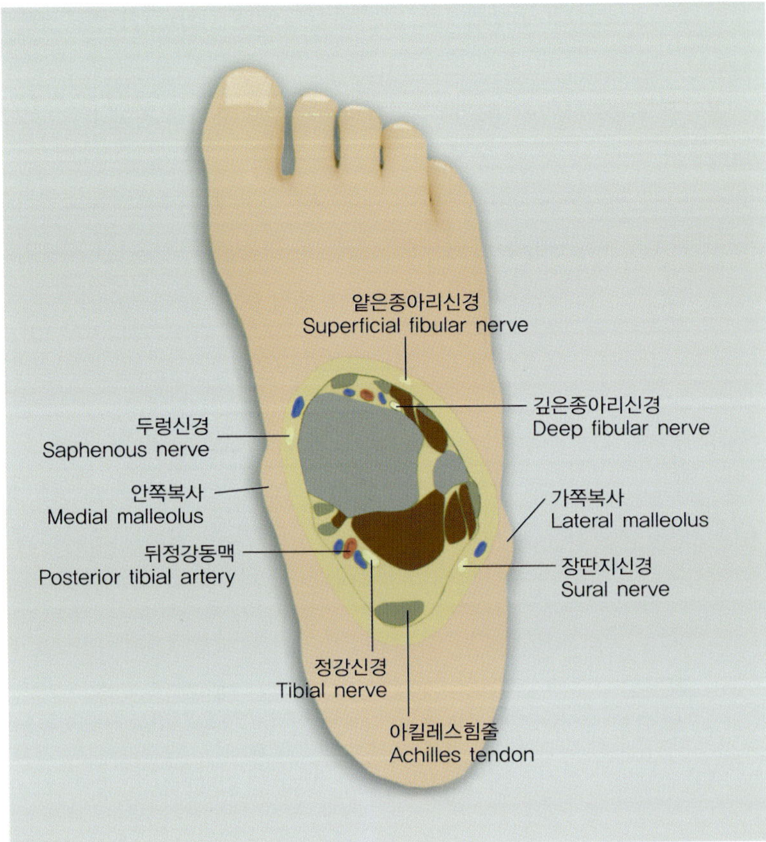
얕은종아리신경
Superficial fibular nerve
깊은종아리신경
Deep fibular nerve
두렁신경
Saphenous nerve
안쪽복사
Medial malleolus
가쪽복사
Lateral malleolus
뒤정강동맥
Posterior tibial artery
장딴지신경
Sural nerve
정강신경
Tibial nerve
아킬레스힘줄
Achilles tendon

발목차단